Demenz –
mit dem Vergessen leben

Elisabeth Stechl, geb. 1966, ist Mitglied der Forschungsgruppe Geriatrie der Charité am Evangelischen Geriatriezentrum Berlin. Als Neuropsychologin im klinischen Bereich ist sie mit Demenzdiagnostik sowie der Aufklärung und Beratung von DemenzpatientInnen und ihren Angehörigen befasst.

Elisabeth Steinhagen-Thiessen, geb. 1946, ist ärztliche Leiterin des Evangelischen Geriatriezentrums in Berlin. Sie leitet die Forschungsgruppe Geriatrie am Universitätsklinikum Charité.

Catarina Knüvener, geb. 1966, ist Krankenschwester und Kommunikations-wirtin. Sie arbeitet freiberuflich an Projekten für den Gesundheitsmarkt. Ein Schwerpunkt ihrer Arbeit sind Konzepte zur Versorgung von Menschen mit Demenz.

Elisabeth Stechl,
Elisabeth Steinhagen-Thiessen,
Catarina Knüvener

Demenz –
mit dem Vergessen leben

*Dir liebe Gabi, zum gedeih-
lichen Gebrauch u. Erinnerung
an Weihnachten 2008,
von Deinem väterlichen
Freund*

Klaus.

Mabuse-Verlag
Frankfurt am Main

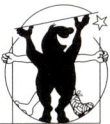

Die Deutsche Bibliothek verzeichnet diese Publikation in der
Deutschen Nationalbibliografie; detaillierte bibliografische Angaben
sind im Internet unter http://dnb.ddb.de abrufbar.

© 2008
Mabuse-Verlag GmbH
Kasseler Str. 1a
60486 Frankfurt am Main
Tel.: 069-70 79 96-14
Fax: 069-70 41 52
verlag@mabuse-verlag.de
www.mabuse-verlag.de

Satz und Umschlaggestaltung: Karin Dienst, Frankfurt am Main
Umschlagfoto: Anja Uhling
Druck: Fuldaer Verlagsanstalt GmbH & Co. KG
ISBN: 978-3-938304-98-3
Printed in Germany

Fotos: S. 15/16, S. 107/108 Anja Uhling; S. 35/36 Michaela Marx;
S. 67/68, S. 85/86, 113/114 Catarina Knüvener

Inhalt

Ein Wort vorweg

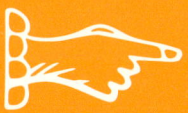

Wenn wir das Wort „Demenz" oder „Alzheimer" hören, denken wir oft an Menschen, die vollkommen verwirrt sind, in ihrem Leben jegliche Kontrolle verloren haben und schwerstpflegebedürftig sind. Auch in den Medien wird uns ein erschreckendes Bild von Menschen mit einer Demenz vermittelt: das Bild von weit fortgeschrittenen Krankheitsverläufen. Es prägt unsere persönlichen Erfahrungen und unsere Vorstellungen über Demenzerkrankungen.

Herr Bernhard E. berichtet in einem Interview über sein Bild von demenzkranken Menschen:

„Und da hab ich immer gedacht: Um Gottes Willen, wenn du mal so was kriegst. Na ja und nun hab ich so was. Das ist nicht zu ändern. Aber ich weiß, unter welchen Umständen diese Menschen sterben, ja? Und das will ich nicht. Und ich geh auch in kein Heim. Wenn ich da hinkam und mein Vater saß da, — war dreckig und beschmuddelt."

Herr Bernhard E., 76 Jahre

Häufig wird Demenz mit Menschen assoziiert, die in Heime abgeschoben und vernachlässigt werden – die scheinbar jede Würde verloren haben. Mit dieser Angst leben viele Menschen, nachdem sie ihre Demenz-Diagnose erhalten haben.

Verschiedene Ängste prägen das Leben von Betroffenen, und diese Ängste führen zu steten Auseinandersetzungen mit der Krankheit, mit dem Umfeld und mit dem Alltag. Auch Angehörige und Bekannte müssen sich mit dem Thema auseinandersetzen. Alle Beteiligten sollten sich dabei bewusst machen: Menschen mit Demenz haben in jedem Krankheitsstadium – egal wie leistungsfähig sie im Alltag sind oder nicht – ein Recht auf Individualität. Und sie wollen ernst genommen werden.

Viele Menschen wissen nicht, dass Demenzerkrankungen mit nur geringfügigen Veränderungen der geistigen Leistungsfähigkeit beginnen. Deshalb ist es zunächst ein Schock, wenn der Arzt die Diagnose Demenz stellt. Betroffene fühlen sich geradezu als lebensuntüchtige Personen abgestempelt. Zwischen den ersten leichten Gedächtnisstörungen und den schweren Stadien können zehn Jahre und mehr liegen.

Der Abbau der geistigen Leistungsfähigkeit ist grundsätzlich ein natürlicher Prozess. Mit zunehmendem Alter lässt unsere geistige Leistungsfähigkeit nach, ohne dass eine Demenz vorliegen muss. Namen oder Telefonnummern werden schneller vergessen, Denkprozesse können langsamer werden. Normale Alterungsprozesse beeinträchtigen aber nie die Selbstständigkeit im Alltag.

Die Vergesslichkeit von Menschen mit einer Demenz wirkt sich zwar auf die Alltagsbewältigung aus, aber Betroffene sind weit entfernt davon, „verrückt" oder „unzurechnungsfähig" zu sein. Die meisten Menschen verbinden die Diagnose Demenz mit solchen Eigenschaften. Deshalb befürchten Betroffene, dass ihnen ihre Selbstständigkeit und Entscheidungsfreiheit genommen wird, sobald die Diagnose bekannt wird. Das ist einer der Hauptgründe, warum viele mit ihren Gedächtnisproblemen nicht zum Arzt gehen.

Dieses Buch will Betroffenen, Angehörigen und allen Interessierten helfen, die Krankheit als das zu verstehen, was sie ist: ein fortschreitender Verlust der geistigen Leistungsfähigkeit, der langsam beginnt und in der Regel auch langsam fortschreitet. Betroffene haben genügend Zeit, sich Helfer und Hilfen zu suchen, um ihre Lebensqualität über einen langen Zeitraum aufrechtzuerhalten. Dieser Ratgeber will demenzkranken Menschen und ihren Angehörigen Mut machen, zu der Krankheit zu stehen und die notwendigen Maßnahmen zur genauen Diagnose und Therapie zu ergreifen. Er will sie ermuntern, sich mit ihrer Umwelt und der Krankheit auseinander zu setzen.

Die praktischen Hinweise und Empfehlungen sind auf Grundlage vieler Interviews mit Menschen mit einer Demenz und deren Angehörigen entstanden. Sie werden im Verlauf des Buches zahlreiche Ausschnitte aus den Interviews lesen, allerdings mit geänderten Namen. Wer wüsste besser Bescheid als die Betroffenen selbst, wie sich das Leben mit Demenz verändert und sich trotzdem positiv gestalten lässt?

Es gibt inzwischen zahlreiche Bücher, die über Demenzerkrankungen berichten und Handlungsempfehlungen für die verschiedensten Interessengruppen, zum Beispiel Ärzte oder Pflegeberufe geben. Wir haben uns bewusst entschieden,

den Schwerpunkt des Buches auf die Auseinandersetzung der Betroffenen mit ihrer Krankheit zu legen. Wir möchten Betroffenen und allen Interessierten einen Einblick in das Krankheitserleben in frühen Demenzstadien vermitteln. Wir wollen zeigen, wie sich der Alltag bei einer Demenzerkrankung verändert und wie Betroffene und Angehörige alltägliche Probleme bewältigen können. Die Demenzerkrankung belastet alle Beteiligten, und nur ein gegenseitiges Verständnis hilft allen, Lebensqualität zu behalten.

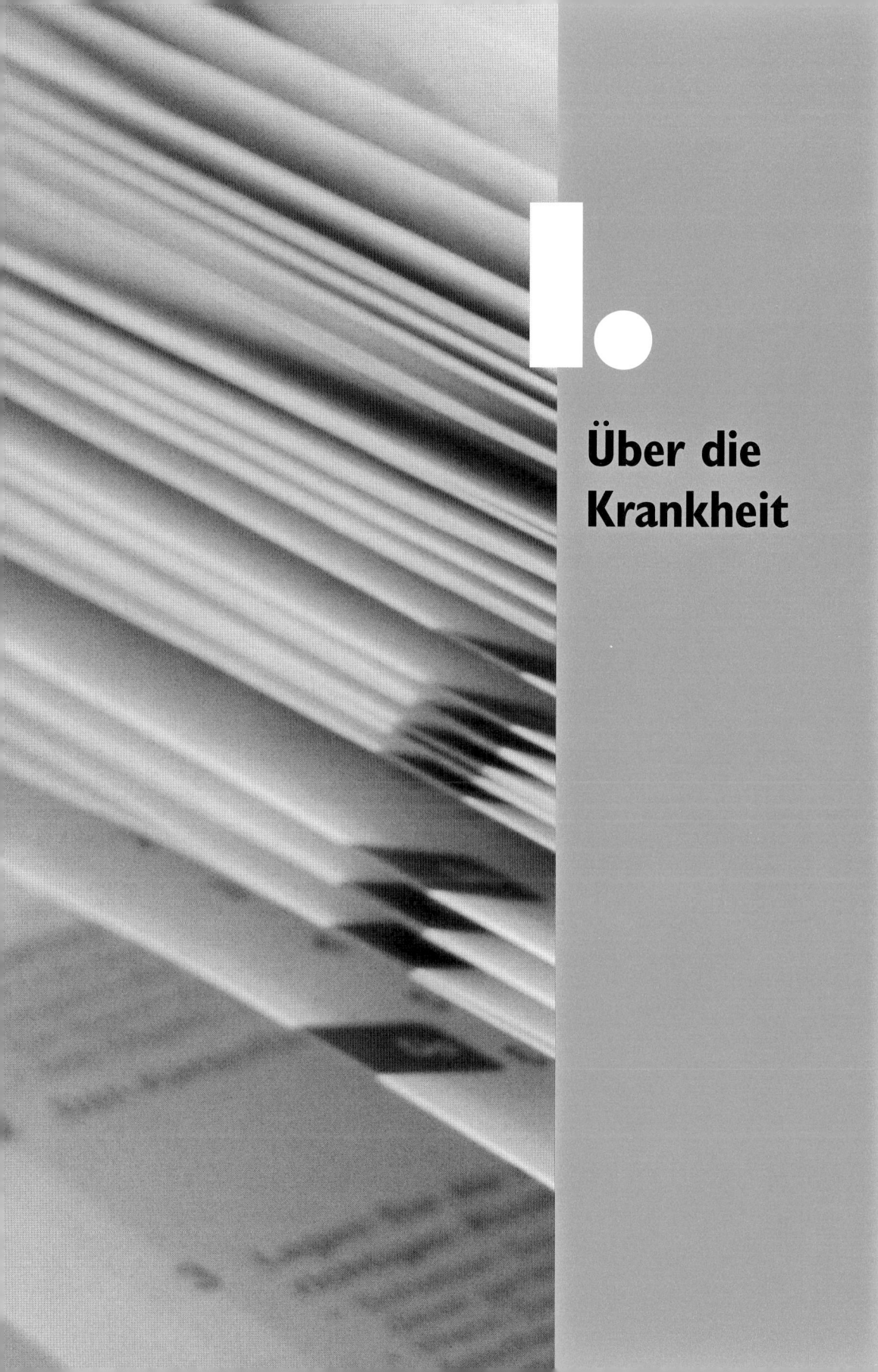

I.

Über die
Krankheit

Demenzerkrankungen

● Was ist eine Demenz?

„Ach Gott, also andere Leute haben das auch. Und das ist eben doch – so wie ich das einschätze, eben doch eine Alterserscheinung. Ich bin nicht mehr die Jüngste, ne?"
Frau Anna D., 79 Jahre

Demenz ist ein Oberbegriff für Erkrankungen, die zu einer Verschlechterung der geistigen Leistungsfähigkeit führen und langsam, aber kontinuierlich verlaufen. Meistens bemerken Betroffene zuerst ihre zunehmende Vergesslichkeit. Oft wird diese als Altersvergesslichkeit gedeutet. Das stellt auch das Hauptproblem für eine Früherkennung dar. Dabei können spezialisierte Ärzte und Neuropsychologen die Demenz gut vom normalen Leistungsabfall im Alter unterscheiden. Zudem können Betroffene die Vergesslichkeit anfangs gut kaschieren; dadurch sind die Symptome nur schwer erkennbar.

„Aber mir… gar nicht klar, denn das geht ja schon eine ganze Weile länger mit dem Alzheimer. Das ist ja nicht von heut auf morgen. Wie viel Jahre? Drei Jahre bestimmt, als das so richtig, als es anfing. Wo… zuerst konnte man das ja – einiges ja so, wie sagt man: tünchen? Oder so?"
Frau Margarethe A., 74 Jahre

Eine Demenz besteht dann, wenn Symptome wie zum Beispiel Gedächtnisstörungen mindestens seit sechs Monaten bestehen und sich langsam verschlechtern. Im Verlauf einer Demenz wird die selbstständige Lebensführung beeinträchtigt. Im Unterschied dazu kann bei altersbedingten geistigen Defiziten die Selbstständigkeit, abgesehen von körperlichen Behinderungen, grundsätzlich aufrecht erhalten werden.

● Wie verläuft eine Demenz?

In Ratgebern und Broschüren wird die Demenz oftmals in drei Stadien einge-teilt. Die Entwicklung verläuft bei den Betroffenen jedoch sehr unterschiedlich. Zum Beispiel können Symptome aus dem mittleren Stadium schon früher auftre-ten, oder aber sie treten gar nicht in Erscheinung. Und nicht immer bedeutet das Auftreten eines neuen Symptoms gleich den Übergang in ein schwereres Stadium. Eine plötzliche Verwirrtheit kann auch andere Ursachen haben, zum Beispiel Flüssigkeitsmangel. Aus diesem Grund verzichten wir auf die starre Ein-teilung in drei Stadien und werden die Demenzsymptome und deren Auswir-kungen allgemein darstellen.

Am Anfang verändert sich wenig

„Es geht ja immer 'n kleinen Schritt weiter. Dann denkste, so empfinde ich das jeden-falls: Jetzt geht's mal wieder 'ne Zeit gut. Irgendwas kommt dann wieder, wo ich dann … oh, denk ich, nein, auch das geht nicht mehr."
Frau Gabriele K., 54 Jahre

Die ersten Symptome sind schwach ausgeprägt und werden von der Umwelt kaum bemerkt. Dieses erste Stadium kann sich über viele Jahre hinziehen. Die Lebensqualität muss nicht schlechter werden, auch wenn die Bewältigung des Alltags zunehmend schwieriger wird, zum Beispiel beim Ausführen komplexer Tätigkeiten wie das Erledigen von Bankgeschäften. Es gibt viele Wege, mit den anfänglichen Problemen umzugehen und sie zu meistern; wichtig ist nur, die Ursache zu erkennen.

Gedächtnis Das Gedächtnis lässt nach. Vor allem neue Informationen kön-nen nur schwer behalten werden. Betroffene wundern sich, wenn ihnen Freun-de oder Bekannte sagen, sie hätten ihnen bereits von ihrem Urlaub erzählt. Es wird nicht alles vergessen, aber doch einiges, manchmal auch Wichtiges. Zum Beispiel kann aufgrund von Gedächtnisstörungen die Medikamenteneinnahme vergessen werden.

Aufmerksamkeit Mehrere Sachen können nicht mehr gleichzeitig erledigt werden, zum Beispiel kochen und telefonieren. Oder es werden gedankenverlo-ren Gegenstände verlegt. Das ständige Suchen zerrt an den Nerven aller Betei-ligten. Zwar verlegt jeder mal Dinge, doch im leichten Demenzstadium passiert das sehr viel häufiger. Konzentrationsschwäche kann in bestimmten Situationen recht gefährlich werden, zum Beispiel beim Autofahren.

Sprache Begriffe werden nicht mehr gefunden und Satzformulierungen können schwerfallen.

Denkvermögen Beurteilen und Schlussfolgern komplizierter Zusammenhänge wird schwierig. Zum Beispiel können Beratungen zu Versicherungen oder Anlagenvermögen nicht mehr vollständig erfasst werden und führen womöglich zu falschen Entscheidungen bei Vertragsabschlüssen. Die eigene Steuererklärung kann zu einem unlösbaren Rätsel werden, weil auch die Fähigkeit zum Rechnen nachlassen kann. Die Bedienung komplizierter technischer Geräte kann Schwierigkeiten bereiten.

Orientierung In einer neuen Umgebung kann es für die Betroffen schwer sein, sich zurechtzufinden, zum Beispiel nach einem Umzug oder beim Besuch einer fremden Stadt.

Zeitgefühl Termine einzuhalten wird ohne Notizen und Kalender sehr schwierig.

Aktivitäten Gewohnte Aktivitäten im Haushalt oder bei Hobbys gehen nicht mehr so leicht von der Hand. Komplizierte Aktivitäten und Hobbys werden aufgegeben oder durch einfachere ersetzt.

Gefühle Aufgrund der nachlassenden geistigen Leistungsfähigkeit kann es zu Missgeschicken im Alltag kommen – das frustriert. Oder es ist peinlich, immer wieder nachfragen zu müssen. Betroffene sind deshalb manchmal traurig oder wütend.

Kontakte Verabredungen und Aktivitäten mit anderen Menschen werden anstrengender, eventuell auch weil versucht wird, die geistigen Defizite zu verbergen. Das ist mitunter sehr anstrengend. Viele ziehen sich zurück und meiden den Kontakt zu Freunden und Verwandten.

Als Leser werden Sie jetzt vielleicht denken, dass Sie schon immer Probleme hatten, Ihre Steuererklärung zu verstehen oder in fremder Gegend den Weg zu finden. Fähigkeiten und Kompetenzen, über die Sie auch in jungen Jahren schon nicht verfügten, können kein Kriterium für eine beginnende Demenz darstellen. Deshalb ist das genaue Erfassen gegenwärtiger und vergangener Fähigkeiten innerhalb der Demenzdiagnostik von großer Bedeutung.

Später können die Beeinträchtigungen deutlich ausgeprägt sein

Schreitet die Demenz weiter fort, ist ein selbstbestimmtes Leben nur noch mit umfassender Unterstützung anderer Menschen möglich. Individuell sind die Verläufe sehr unterschiedlich. Manchmal treten die im Folgenden genannten Störungen schon frühzeitig auf, manchmal gar nicht.

Gedächtnis Sich zu erinnern wird immer schwieriger. Das betrifft auch Begebenheiten, die schon lange zurückliegen, zum Beispiel Kindheitserinnerungen. Oder es werden die Namen von vertrauten Menschen vergessen. Es kann auch sein, dass Betroffene nicht mehr wissen, ob sie schon gegessen oder die Morgentoilette durchgeführt haben.

Aufmerksamkeit Die Konzentration kann nicht lange aufrechterhalten werden. Es fällt schwerer, Fernsehfilmen oder alltäglichen Gesprächen im Supermarkt oder mit Nachbarn zu folgen. Betroffene werden dabei auch schneller müde.

Sprache Lange Sätze werden nicht mehr so gut verstanden, und es fällt den Betroffenen zunehmend schwerer, die richtigen Worte zu finden.

Denkvermögen Das Gehirn versetzt Menschen mit Demenz zunehmend in die Vergangenheit. Das äußert sich zum Beispiel darin, dass die eigene Wohnung für eine fremde gehalten wird und die Betroffenen die Wohnung der Eltern aufsuchen wollen. Manchmal sind lange verstorbene Familienmitglieder plötzlich wieder präsent. Es entstehen bisweilen auch Realitätsverkennungen. Manche sind davon überzeugt, dass sie bestohlen wurden, wenn sie etwas nicht mehr finden. Meist haben sie aber die Gegenstände selbst verlegt. Es treten auch Halluzinationen auf. Dann werden Dinge oder Personen gesehen oder gehört, die es nicht gibt.

Aktivitäten Der Antrieb kann erhöht oder verringert sein. Einerseits kann eine ausgeprägte Unruhe entstehen, die zu einem steten Wandern durch die Wohnung führt. Andererseits können sich Betroffene zu nichts mehr aufraffen. Ständiges Suchen kann den Alltag begleiten. Schwierigkeiten können bei einfachen Tätigkeiten wie beim Ankleiden, bei der Körperpflege oder bei der Einnahme von Mahlzeiten auftreten.

Orientierung Außerhalb des Hauses besteht die Gefahr, dass sich Betroffene verirren. Es kann auch passieren, dass sie in der eigenen Wohnung die Zimmer nicht mehr finden.

Zeitgefühl Gegenwart und Vergangenheit werden vermischt. Plötzlich fühlen sie sich wie 20. Das Zeitgefühl verändert sich, aus Minuten werden Stunden.

Kontakte Oft werden die Kontakte auf wenige oder nur eine Person, meist nahe Angehörige wie Ehepartner oder Kinder, reduziert. Diese Vertrauensperson wird zunehmend wichtiger. Anderen Personen wird mit Misstrauen begegnet.

Gefühle Das Gehirn kann regelrechte Streiche spielen und zu Aussetzern führen. Das macht natürlich Angst. Es kann auch sein, dass Betroffene wütend auf andere werden, weil sie sich undeutlich ausdrücken oder sie sehr lange warten lassen.

Schlafen Der Schlaf-Wach-Rhythmus kann gestört sein; die Nacht wird zum Tag und der Tag zur Nacht.

Bei schweren Demenzstadien, vor allem wenn sie in Verbindung mit anderen körperlichen Erkrankungen auftreten, ist eine selbstständige Lebensführung nicht mehr möglich. Betroffene benötigen eine kontinuierliche Betreuung, im schlimmsten Fall kommt es zu Bettlägerigkeit und vollständiger Pflegebedürftigkeit. Schon im Frühstadium können Betroffene für diese Situation vorsorgen und mit Hilfe einer Patientenverfügung festlegen, wie sie im Falle einer schweren Demenz leben und versorgt werden möchten.

● Wie viele Menschen mit einer Demenz gibt es in Deutschland?

Demenzielle Erkrankungen sind neben Depressionen die häufigsten psychiatrischen Erkrankungen im höheren Alter. In Deutschland leiden 1,2 Millionen Menschen an einer fortschreitenden Demenz, das entspricht etwa der Einwohnerzahl Münchens. Modellrechungen gehen davon aus, dass sich die Zahl der Demenzerkrankungen bis zum Jahr 2050 auf 2,8 Millionen mehr als verdoppeln wird. Das entspricht ungefähr einer Stadt in der Größe von München und Hamburg zusammen.

Die steigende Anzahl von Demenzerkrankungen hängt vor allem mit der höheren Lebenserwartung zusammen. Es wird also mehr alte Menschen geben, obwohl die Bevölkerungszahl insgesamt sinkt. Und da Demenzen überwiegend im höheren Alter auftreten, wird auch die Zahl der Betroffenen steigen. Von Demenzerkrankungen sind fast doppelt so viele Frauen betroffen wie Männer. Das liegt an der höheren Lebenserwartung von Frauen. Während bei den 75- bis 79-Jährigen etwa 6 Prozent an einer Demenz erkrankt sind, beträgt der Anteil bei den über 90-Jährigen etwa 30 Prozent. Das heißt, dass jeder Dritte in dieser Altersgruppe eine Demenz hat. Die steigende Lebenserwartung wird schon bald dazu führen, dass jeder von uns in seinem privaten wie beruflichen Umfeld mit Demenzerkrankungen konfrontiert wird.

● Welche sind die häufigsten Demenzerkrankungen?

„Und für mich kam das so, als wenn da so – ich hab immer gesagt: Das ist, als wenn da Nebel drin ist. Und das geht nicht so schnell."
Frau Gabriele K., 54 Jahre

„Ja, da haben wir – Gott, sie ist 'n bisschen tuddelig geworden, na ja. Aber sie ... wie das so langsam anfängt."
Frau Klara M., 84 Jahre

Demenz ist der Oberbegriff von fortschreitenden Erkrankungen des Gehirns, die meistens von Anfang an mit Gedächtnisstörungen einhergehen. Zu den Demenzerkrankungen gehört auch die Alzheimerkrankheit. Sie ist die häufigste und bekannteste aller Demenzen. Es gibt noch weitere Formen von Demenz.

Im Folgenden werden nur die wichtigsten genannt. Die meisten Leser werden „ihre" Demenzform oder die ihrer Angehörigen – wenn sie denn von professioneller Seite diagnostiziert wurde – hier wiederfinden. Wenn nicht, liegt wahrscheinlich eine seltene Demenzerkrankung vor. Gedächtnisstörungen und ihre Auswirkungen auf den Alltag beruhen auf verschiedenen Demenzformen, am meisten wird jedoch über die Symptome bei der Alzheimer-Demenz geschrieben.

Alzheimer

Die mit Abstand häufigste Demenzerkrankung (circa 60 Prozent) ist die senile Alzheimer-Demenz. Sie tritt meistens ab dem 65. Lebensjahr auf; sie beginnt schleichend und verschlechtert sich langsam. Die Ursache ist weitgehend unbekannt. Die Forschung beschreibt aber verschiedene Faktoren, die zur Entstehung einer Alzheimer-Demenz führen. Dazu gehören vor allem das hohe Alter, aber auch eine genetische Veranlagung. Umwelteinflüsse, entzündliche Vorgänge in den Gehirnregionen oder eine Veränderung der Nervenzellen im Gehirn spielen ebenfalls eine Rolle. Die Vererbung ist insbesondere bei der sehr seltenen Form der frühen (präsenilen) Alzheimer-Demenz, die vor dem 65. Lebensjahr auftritt, ein wichtiges Thema. Die präsenile Alzheimer-Demenz unterscheidet sich in den Symptomen nicht von der Alzheimer-Demenz, die nach dem 65. Lebensjahr auftritt. Allerdings gilt es zu bedenken, dass in jüngeren Jahren, meist aufgrund der Berufstätigkeit, höhere Ansprüche an die geistige Leistungsfähigkeit gestellt werden. Das heißt, dass sich die Defizite in der Regel schneller im Alltag bemerkbar machen.

Im Verlauf der Krankheit werden die Nervenzellen zerstört, so dass sie nicht mehr arbeiten können. Die Gründe sind unterschiedlich und noch nicht bis ins Detail erforscht. Anfänglich ist vor allem das Gedächtnis betroffen.

Vaskuläre Demenzen

Die zweithäufigste Demenzform sind die vaskulären Demenzen (circa 15 Prozent). Meistens treten sie im engen Zusammenhang mit einem Hirnschaden beziehungsweise als dessen Folge auf, wie zum Beispiel nach einem Schlaganfall. Leiden Menschen zum Beispiel an Arteriosklerose, Diabetes, Herzrhythmusstörungen oder Bluthochdruck, erhöht sich ihr Schlaganfallrisiko. Der Verlauf einer vaskulären Demenz kann unterschiedlich sein – je nach zu Grunde liegender Hirnschädigung. Ein schleichender Verlauf tritt zum Beispiel bei der Multiinfarktdemenz auf, der zahlreiche kleine Schlaganfälle zu Grunde liegen. Eine plötzliche starke Beeinträchtigung der Hirnleistung wird durch einen Schlaganfall verursacht, bei dem abrupt eine größere Gehirnregion nicht mehr ausreichend durchblutet wird. Erhalten die Hirnzellen nicht ausreichend Blut, bekommen sie nicht genügend Sauerstoff und sterben ab.

Die Forschung geht davon aus, dass sich häufig Mischformen von vaskulärer Demenz und Alzheimer-Demenz entwickeln (bei circa zehn Prozent der Menschen mit Demenz).

Sonstige Demenzformen

Die oben genannten Demenzformen verursachen etwa 75 Prozent aller Demenzerkrankungen. Seltenere Formen sind die Demenzen des Pick-Komplexes, die Lewy-Körperchen-Demenz und die Demenz bei einer Parkinsonerkrankung.

Zum Pick-Komplex gehört die fronto-temporale Demenz. Im Gegensatz zur Alzheimer-Demenz stehen bei dieser Form im Frühstadium nicht die Gedächtnisstörungen oder andere geistige Funktionen im Vordergrund, sondern eine Veränderung des Sozialverhaltens und der Persönlichkeit. Im fortgeschrittenen Stadium lässt sich die Form der Demenz kaum noch von der Alzheimer-Demenz unterscheiden.

Eine Lewy-Körperchen-Demenz liegt vor, wenn bereits im frühen Stadium Halluzinationen und wiederkehrende Verwirrtheitszustände vorkommen. Weitere Merkmale dieser Demenzform sind parkinsonartige Symptome, häufige Stürze und eine Überempfindlichkeit gegenüber Neuroleptika.

Sehr selten sind Prionen-Erkrankungen wie die bekannte Creutzfeld-Jakob-Krankheit, die als „Rinderwahn" (BSE) in den Medien diskutiert wird. Ein massiver Alkoholkonsum kann ebenfalls zu einer Demenz führen. Bei vollkommener Abstinenz bleibt die Symptomatik dann stabil, manchmal bilden sich Symptome auch wieder zurück.

Was ist ähnlich wie eine Demenz? – Weitere Erkrankungen

● Akute Verwirrtheitszustände (Delir)

Akute Verwirrtheitszustände oder auch Delirien können ähnliche Symptome hervorrufen wie Demenzerkrankungen im fortgeschrittenen Stadium. Nach größeren Operationen – wie zum Beispiel nach einem Schenkelhalsbruch oder einer Herzoperation – ist jeder zweite ältere Mensch nach dem Aufwachen verwirrt. Eine Infektion, Flüssigkeitsmangel oder verschiedene Medikamente können ebenfalls akute Verwirrtheit hervorrufen. Verwirrtheit kann aber auch infolge weiterer Erkrankungen auftreten: bei Gehirntumoren, chronischer Nierenerkrankung, Lebererkrankung oder bei Stoffwechselstörungen wie Schilddrüsenunter- oder -überfunktion. Massiv erhöhte Blutzuckerwerte und Bluthochdruck beziehungsweise ausgeprägte Schwankungen dieser Werte können ebenfalls Verwirrtheitszustände hervorrufen.

Die Suche nach den Auslösern und die rasche Behandlung von plötzlich auftretender Verwirrtheit sind sehr wichtig. Infektionen können mit Antibiotika behandelt werden, der Flüssigkeitsmangel lässt sich leicht ausgleichen.

● Suchterkrankungen

Übermäßiger Alkoholkonsum, aber auch die regelmäßige Einnahme von Schlaf- und Beruhigungsmitteln können unsere geistige Leistungsfähigkeit beeinflussen. Sind Menschen von bestimmten Stoffen abhängig, reagieren sie auf das Absetzen der Stoffe mit Entzugserscheinungen. Dabei entstehen häufig Verwirrtheitszustände; sie werden auch als Delir bezeichnet. Darüber hinaus kann der Konsum von Suchtmitteln ebenfalls zu einem geistigen Abbauprozess führen. Der Verzicht darauf kann jedoch wesentlich zum Erhalt der geistigen Leistungsfähigkeit beitragen.

● Geistige Leistungseinschränkungen bei Depression

Eine schwere Depression kann mit ähnlichen geistigen Defiziten einhergehen wie eine Demenz. Depressive Menschen haben Konzentrationsstörungen und Probleme mit dem Gedächtnis; die Alltagsbewältigung kann ihnen schwerfallen. Es ist sehr wichtig, eine Depression von einer Demenz zu unterscheiden, da sich Depressionen Erfolg versprechend behandeln lassen. Die Praxis zeigt, dass Depressionen ähnlich wie Demenzerkrankungen zu selten erkannt und deshalb nicht ausreichend behandelt werden.

Wir können an dieser Stelle nur betonen: Vertrauen Sie sich bei geistigen oder psychischen Problemen ihrem Arzt an oder informieren Sie sich bei einer Beratungsstelle über die Möglichkeiten der Diagnostik und Therapie. Nehmen Sie diese Beschwerden genauso ernst wie die Symptome eines Herzinfarkts oder eines Schenkelhalsbruchs.

Der Weg in die Arztpraxis

Die meisten Menschen suchen bei gesundheitlichen Störungen den Arzt auf. Das gilt für Menschen mit Gedächtnisstörungen allerdings nur eingeschränkt. Sie schätzen ihre Gedächtnisstörungen entweder als altersbedingt normal ein oder haben nicht den Mut, einen Arzt aufzusuchen. Viele denken, dass sie, wurde erst einmal die Diagnose gestellt, von ihrer Umwelt nicht mehr als selbstständige Menschen wahrgenommen werden. Sie haben Angst, abgeschoben zu werden. Dennoch: Die richtige Diagnose ist sehr wichtig, da nur dann richtig behandelt werden kann. Und diese Behandlung kann zu einer deutlichen Verbesserung der Lebensqualität führen.

Nicht selten werden Menschen mit einer Demenz von den Angehörigen in die Praxis gebracht, allerdings oft erst bei großen Problemen im Alltag oder bei schweren zwischenmenschlichen Konflikten.

● Wer diagnostiziert?

Da Demenzerkrankungen ein vielfältiges Krankheitsbild darstellen und sich auch zahlreiche andere Erkrankungen wie eine Demenz äußern, zum Beispiel Depression, ist eine genaue Diagnose dringend notwendig. Die erste Anlaufstelle ist meist der Hausarzt. Er sollte seine Patienten bei Gedächtnisstörungen beziehungsweise dem Verdacht auf eine Demenz mindestens einmal im Jahr zur Beurteilung zu einem Facharzt (Neurologe oder Psychiater) schicken. Am besten aufgehoben sind Betroffene und Angehörige jedoch in speziellen Einrichtungen wie Memory-Kliniken oder Gedächtnisambulanzen. Dort sind Spezialisten verschiedener Fachrichtungen (zum Beispiel Ärzte und Neuropsychologen) an der Diagnose beteiligt.

Eine umfangreiche Adressenliste mit Gedächtnisambulanzen finden Sie am Ende des Buches. Wenn Sie verunsichert sind, suchen Sie sich eine Ambulanz in Ihrer Nähe und lassen Sie dort Ihre Gedächtnisstörungen von Experten untersuchen. Dort werden Sie gut beraten und gut betreut.

Krankheitsbilder, die einer Demenz nur ähneln, aber eben keine Demenzerkrankung sind, lassen sich oft leicht erkennen und schnell durch eine gezielte Therapie beheben – oft auch dauerhaft.
Ein Mensch mit einer Demenzerkrankung benötigt dagegen eine langfristige Betreuung und Behandlung, am besten von einem Team aus spezialisierten Ärzten – das können Fachärzte wie Psychiater, Neurologen oder Geriater sein – und Neuropsychologen sowie Ergotherapeuten mit demenzspezifischem Wissen.

● Wie wird eine Demenz festgestellt?

Die Anamnese mit den Betroffenen und ihren Angehörigen

Zunächst werden Betroffene und Angehörige eingehend befragt, um den Krankheitsverlauf und die Symptome festzustellen. Untersucht werden die Art und Häufigkeit von Gedächtnisstörungen und die Auswirkungen auf den Alltag. Ist zum Beispiel das Nutzen von öffentlichen Verkehrsmitteln beeinträchtigt? Können Bankgeschäfte wie gewohnt ausgeführt werden?

Auch die Stimmungslage hinsichtlich gereizter oder depressiver Tendenzen wird erfasst. Persönlichkeitsveränderungen können durch Fragen bezüglich der Freizeitaktivitäten oder sozialer Netzwerke herausgefunden werden: Zieht sich der Patient aus seinem Freundeskreis zurück? Gestaltet er noch aktiv seine Freizeit? Ebenfalls muss das Vorliegen von Halluzinationen, Wahnvorstellungen, Schlafstörungen oder Unruhezuständen abgeklärt werden. Darüber hinaus sollte in Erfahrung gebracht werden, ob eine familiäre Belastung vorliegt, oder ob ein Alkohol- oder Medikamentenmissbrauch bekannt ist.

Manche Fragen können sehr in die Intimsphäre eingreifen. Sie sind vielleicht auch für den Betroffenen oder die Angehörigen peinlich. Wer gibt schon gerne vor anderen Menschen zu, dass er Fehler macht oder bestimmte Alltagsaufgaben nicht mehr bewältigen kann. Dennoch sind sie unbedingt notwendig, weil eine genaue Diagnose der erste Schritt zu einer effektiven Behandlung ist.

Die neuropsychologischen Tests

„Erst hab' ich gedacht, das ist Kinderkram. Aber bis ich dann gemerkt habe, es ist ja doch kein Kinderkram. Ja, wenn da verschiedene, so meinetwegen – was weiß ich – Halbmonde oder Kreise oder Dreiecke oder Kästen so waren und das in einer Reihe – und da sollte man zählen, beispielsweise wie viele Dreiecke oder Kreise da drin sind und so was. Also, da kann ich mich furchtbar schlecht konzentrieren. Und da komm' ich immer wieder ins Schleudern und muss vorne anfangen." Frau Gabriele K., 54 Jahre

Neuropsychologische Testverfahren untersuchen verschiedene geistige Bereiche, wie zum Beispiel Gedächtnis, Orientierung, Sprache oder Konzentration. Der Patient muss zum Beispiel Fragen nach dem Datum beantworten, eine einfache Rechenaufgabe wie 93 minus 7 durchführen, geometrische Figuren abzeichnen, einen Satz schreiben, Gegenstände benennen oder Gedächtnisaufgaben lösen.

Die Testverfahren dienen verschiedenen Zwecken:

∞ Sie können altersbedingte geistige Beeinträchtigungen von krankhaften Defiziten abgrenzen.

∞ Sie können typische geistige Ausfallprofile herausfinden und damit helfen, die Demenzform zu bestimmen, oder sie können zur Abgrenzung von einer Depression beitragen.

∞ Sie dienen zur Verlaufskontrolle und dem Überprüfen der Wirksamkeit von Medikamenten.

Es gibt Kurztests, die immer öfter in Krankenhäusern routinemäßig durchgeführt werden. Und es gibt längere Testverfahren, die differenziert die einzelnen Bereiche – Gedächtnis, Konzentration, Orientierung, Denkvermögen – testen. Beide Verfahren berücksichtigen das Alter und die Schul- und Berufsausbildung der Patientinnen und Patienten. Außerdem zeigen sie auffällige geistige Funktionsstörungen zuverlässig an.

Einige Tests sind so entwickelt, dass sie sowohl bei frühen als auch bei fortgeschrittenen Stadien eingesetzt werden. Das hat zur Folge, dass die Fragen und Aufgaben manchmal als „Kinderkram" bezeichnet oder als beleidigend empfunden werden. Aber diese Fragen gehören zu einer professionellen Demenzdiagnostik.

Medizinische Untersuchungen, Laboruntersuchungen und apparative Verfahren

Neben der Anamnese und den neuropsychologischen Testverfahren kommen noch medizinische Untersuchungen zum Einsatz, inklusive einer Medikamentenerfassung, Laboruntersuchungen und apparativer Verfahren.

Der Arzt misst zum Beispiel den Blutdruck, der – wenn er hoch ist – ein Risikofaktor für einen Schlaganfall und somit auch für eine vaskuläre Demenz ist. Er wird die Medikamente erfassen, da manche Medikamente als Nebenwirkung geistige Beeinträchtigungen oder Verwirrtheitszustände verursachen. Er wird auch den neurologischen Status untersuchen, zum Beispiel Reflexe testen. Bei den Laboruntersuchungen werden zum Beispiel Blutzucker, Leber- und Nierenwerte gemessen. Auch können anhand der Blutwerte Anzeichen für Entzündungen festgestellt werden.

Mit diesen Untersuchungen werden andere Erkrankungen ausgeschlossen, die möglicherweise die geistigen Defizite hervorgerufen haben. Eine Nierenschädigung kann zum Beispiel auch mit Konzentrations- und Gedächtnisstörungen einhergehen. Diabetes und erhöhter Blutdruck sind Risikofaktoren für eine vaskuläre Demenz. Eine optimale Behandlung dieser Risikofaktoren beeinflusst diese Demenz günstig.

Mit apparativen Verfahren sind Untersuchungen wie die Computertomografie des Gehirns oder die Messung der Hirnströme gemeint. Auch diese Verfahren dienen dem Ausschluss anderer Erkrankungen, zum Beispiel kann ein Gehirntumor schwere Gedächtnisstörungen hervorrufen. Aber es kommen noch weitere Verfahren zum Einsatz, wie die Liquordiagnostik. Hierbei wird Gehirnflüssigkeit durch Punktion der Wirbelsäule abgelassen und untersucht. Ein Elektroenzephalogramm dient der Ableitung von elektrischen Hirnströmen – ein Verfahren, das aber hauptsächlich bei epileptischen Anfällen zum Einsatz kommt.

Die Demenzdiagnostik ist immer eine Ausschlussdiagnostik. Es werden also alle möglichen Ursachen für die geistigen Defizite untersucht. Ein komplett unauffälliges Blutbild und ein unauffälliger Befund bei der Computertomografie schließt die Diagnose „beginnende Alzheimer-Demenz" nicht aus. Je seltener eine Demenzform ist, und das gilt meist für die Demenzformen im jüngeren Lebensalter, desto mehr apparative Verfahren kommen zum Einsatz.

Wie wird die Demenz behandelt?

„Ich hab' manchmal auch gedacht, wenn ich die Medikamente nicht hätte, dann würde es mir schlechter gehen. Ja, wissen Sie, man ist ja dann verwirrter."

Frau Margarethe A., 74 Jahre

Die Behandlung der Demenz hängt von der Demenzform ab. Eine Alzheimer-Demenz wird anders behandelt als eine vaskuläre Demenz.

Zurzeit gibt es noch kein Medikament, das eine Demenzerkrankung heilen kann. Die nachfolgenden Medikamente zielen auf den Erhalt der geistigen Leistungsfähigkeit beziehungsweise auf ein Hinauszögern des geistigen Abbauprozesses ab. Aus diesem Grund ist die Früherkennung auch so wichtig. Je früher die Krankheit erkannt wird, desto besser kann der Verlauf verzögert werden.

„Hat er mir ganz klar gesagt, dass es da keine Heilung gibt. Es gibt nur eine Verzögerung und eine jahrelange Verzögerung."

Herr Udo I., 81 Jahre

Die Forschung arbeitet fieberhaft an der Entwicklung neuer Medikamente und an einer Impfung gegen die Alzheimer-Demenz. Trotz vielversprechender Ergebnisse ist in den nächsten drei bis fünf Jahren noch nicht mit einem Durchbruch zu rechnen.

Sprechen Sie unbedingt mit Ihrem Arzt, bevor Sie selbstständig eine Behandlung mit einem Medikament beginnen. Viele frei verkäufliche Medikamente versprechen viel, aber bewirken wenig!

● Medikamente bei geistiger Leistungsminderung

Alzheimer-Demenz und Mischdemenz
beziehungsweise atypische Alzheimer-Demenz

Es gibt zwei Wirkstoffe, die der typischen, langsamen Verschlechterung bei Alzheimer oder bei Mischdemenzen entgegenwirken.

Die Mittel erster Wahl bei der Alzheimer-Demenz sind Wirkstoffe, die dafür sorgen, dass genügend Botenstoffe für den Informationstransport im Gehirn vorhanden sind. Der wichtigste Botenstoff heißt „Acetylcholin".
Das können Sie sich folgendermaßen vorstellen: Informationen werden mit Hilfe einer Substanz zwischen den einzelnen Gehirnzellen hin und her transportiert. Dieser Botenstoff wird von den Nervenzellen selbst zur Verfügung gestellt. Wenn die Zellen nun nicht mehr richtig arbeiten, fehlt auch der Botenstoff – und die Information kann nicht mehr vollständig transportiert und auch nicht gespeichert werden.
Dieses Medikament soll helfen, dass die Nervenzellen den Botenstoff weiterhin zur Verfügung stellen.

Zurzeit sind drei Medikamente mit dieser Wirkungsweise auf dem Markt: *Exelon*, *Aricept* und *Reminyl*. Die Wirksamkeit ist für alle drei Medikamente nachgewiesen; die Entscheidung für eines dieser Medikamente ist vor allem von Nebenwirkungen abhängig. Manche Patienten vertragen das eine Medikament einfach besser als das andere. Grundsätzlich sind jedoch alle diese Medikamente gut verträglich.

Der zweite wichtige Wirkstoff, um die Alzheimerkrankheit zu behandeln, heißt „Memantine"; er ist im Handel unter dem Namen *Ebixa* oder *Axura* erhältlich. Und er wirkt sich ebenfalls sehr positiv auf das Aufrechthalten der geistigen Leistungsfähigkeit und auf die Alltagsbewältigung aus.

Vaskuläre Demenz

Bei den Beratungen von Menschen mit demenziellen Erkrankungen und ihren Angehörigen wird oft die Frage gestellt: Warum bekomme ich keine Medikamente? Zurzeit sind die bei Alzheimer verordneten Medikamente nicht für die vaskuläre Demenz zugelassen – auch wenn Medikamentenstudien gezeigt haben, dass Alzheimer-Medikamente auch hier einen positiven Effekt haben.

Als Therapie von vaskulären Demenzen sollten zuerst die Risikofaktoren behandelt und ausgeschaltet werden, um die Durchblutung des Gehirns wieder zu verbessern. Zur Behandlung gehören die optimale Einstellung des Blutdrucks, des Blutzuckers und der Blutfettwerte.

Sonstige Demenzformen

Zur Behandlung der Hirnleistungsstörung bei der Parkinsondemenz ist seit Januar 2007 das Medikament *Exelon* zugelassen.

Demenzerkrankungen aus dem Pick-Komplex, wie die frontotemporale Demenz, werden derzeit mit Substanzen behandelt, die bei Depressionen eingesetzt werden. Ärzte verschreiben dafür selektive Serotonin-Wiederaufnahmehemmer. Zeitweilig lässt sich damit der Eigenantrieb der Patientinnen und Patienten steigern.

● Medikamente gegen psychische Symptome

Neben der Behandlung der geistigen Defizite können auch psychische Probleme medikamentös behandelt werden, zum Beispiel mit Antidepressiva. Das Leben mit einer Demenz kann psychisch sehr belastend sein.

„Ich will eigentlich noch mal einen Satz sagen. Ich schäme mich mit dieser Erkrankung. Das – mehr kann ich dazu nicht sagen. Ja, irgendwas mal sagen, und ach – was Einfaches oder irgendwie… Ach, hab ich vergessen. Was hast du schon wieder vergessen… "

Frau Margarethe A., 74 Jahre

Manche Menschen entwickeln im Rahmen ihrer Demenz schwere depressive Symptome. Dazu gehören andauernde Niedergeschlagenheit, Schlafstörungen und Appetitlosigkeit. Die Ursachen sind verschieden. Auch Beziehungsprobleme können eine Ursache sein. Bei einem ständigen Streit mit dem Ehepartner in der Art: „Hab ich dir doch gesagt" – „Nein, hast du nicht", hängt der Haussegen permanent schief. Und das kann zum Beispiel zu einer andauernden depressiven Verstimmung führen.

33

Um Ihren psychischen Problemen entgegenzuwirken, gilt in erster Linie für Sie und für Ihr Umfeld, nach den Ursachen zu suchen. Auch Gespräche mit Experten können helfen, Missverständnisse herauszufinden. Vielleicht entwickeln Sie dann einen ruhigeren und verständnisvolleren Umgang miteinander. Dann sind Sie nicht dauerhaft auf Medikamente angewiesen.

Die tägliche Auseinandersetzung mit den Tücken des Gedächtnisses kann auch nervös oder ängstlich machen. Unruhe und Angst können ebenfalls mit Medikamenten behandelt werden. Dazu gehören angstlösende Präparate, die Anxiolytika, und Mittel gegen Unruhe, Wahngedanken und Sinnestäuschungen, die Neuroleptika.

Medikamente sollten grundsätzlich nicht als Dauerlösung betrachtet werden. Dennoch: Viele Menschen mit Demenz kennen Symptome wie starke Unruhe oder Depressionen und erleben die Medikamenteneinnahme als eine Erleichterung.

„Wenn ich was suche, dann werd' ich natürlich manchmal kribbelig."

Frau Hildegard H., 84 Jahre

„Das ist so: Ich war innerlich sehr verkrampft, und da sind wir dann zum Psychologen gegangen, und der hat gesagt, dass wir was machen sollten – zum Wiederaufmuntern."

Herr Walter J., 67 Jahre

Sie sollten sich immer wieder über die medikamentöse Entwicklung informieren. Die Forschung entwickelt sich rasch weiter, und nur Spezialisten wissen, ob es neue, gute Medikamente für Sie gibt. Lassen Sie sich bei Alzheimer-Gesellschaften, einem Facharzt oder in einer Gedächtnisambulanz (siehe Seite 116 und folgende) beraten.

Medikamente sind nicht die einzige Therapieform. Betroffene und ihr gesamtes Umfeld, zum Beispiel Freunde, Ärzte, Therapeuten, können eine Menge zur Lebensqualität beitragen. Dazu gehört das Bescheidwissen über die Krankheit, das bei allen Beteiligten zu einem verständnisvolleren Miteinander führen kann.

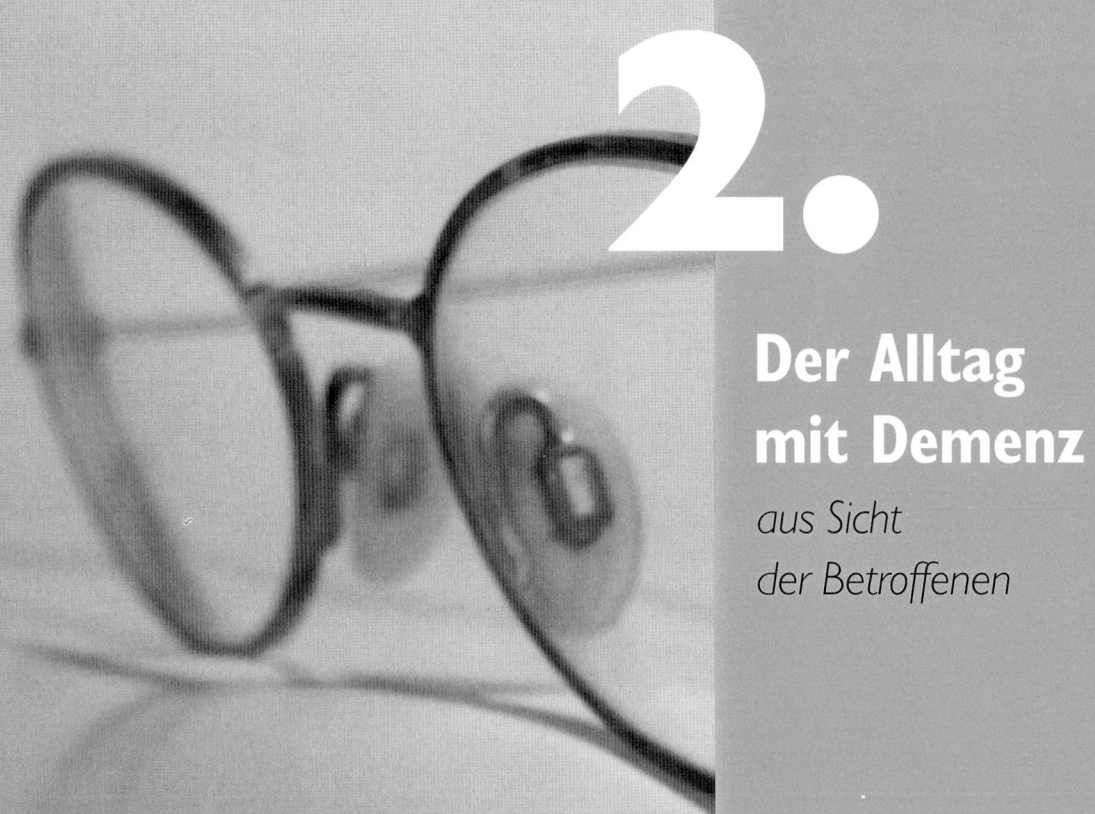

2.

Der Alltag
mit Demenz

*aus Sicht
der Betroffenen*

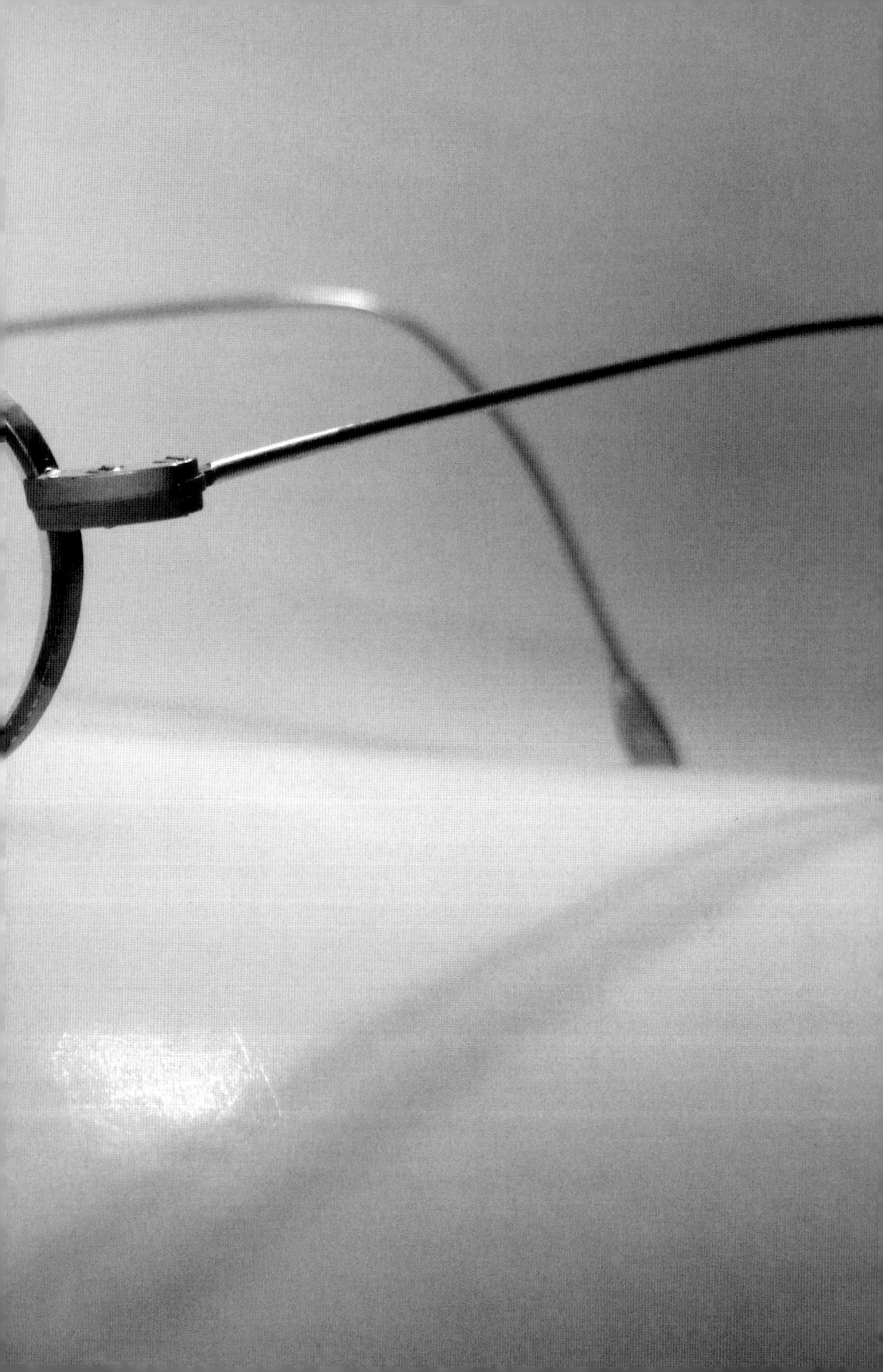

Das Irritierende bei Beginn der Krankheit ist, dass die Symptome wahrgenommen werden, die Betroffenen darunter leiden, und dass sie ihr Verhalten ändern, um die Symptome zu lindern. Manche Betroffene verzichten zum Beispiel auf Alkohol, oder sie beginnen den Tag mit einem Gedächtnistraining. Trotzdem fühlen sie sich nicht krank. Wie lässt sich das begreifen?

Das persönliche Erleben einer Demenzerkrankung ist ungefähr vergleichbar mit einem Schnitt in den Finger. Zuerst blutet es ein wenig, tut auch ein bisschen weh; es wird ein Pflaster draufgeklebt, dann wird der kleine Schnitt vergessen – bis wieder etwas angefasst wird.

> **Wenn Sie wüssten, dass aus einem kleinen Schnitt eine große eiternde Wunde wird und dass als Folge der Entzündung der Finger abgenommen wird, würden Sie dann nicht schon vorher zum Arzt gehen, also bevor aus dem kleinen Schnitt eine große Entzündung geworden ist? Bestimmt.**

Aber weil der Defekt am Anfang so klein ist und alles andere, was das Leben betrifft, gut funktioniert, fühlen Sie sich nicht krank. Deshalb gehen Sie nicht zum Arzt. Sie denken, das geht auch so wieder weg. Aber eine Demenz geht nicht mehr weg. Das muss Ihnen bewusst werden. Alle Beteiligten können aber dafür sorgen, dass der Schnitt so lange wie möglich klein bleibt beziehungsweise dass die Demenz nur langsam fortschreitet.

Wie erleben Menschen mit Demenz den geistigen Abbauprozess?

Warum verursacht die Demenz eine so große Angst? Menschen haben die Vorstellung, mit einer Demenz würden sie ihre Persönlichkeit verlieren oder verrückt werden. Die Welt gerät ins Wanken, weil sich mit der Demenz auch der Lebensstil verändert. Sich auf einem schwankenden Boden aufrecht zu halten, erfordert größte Anstrengungen.

Aber ist es richtig, Gedächtnisprobleme mit einem Persönlichkeitsverlust gleichzusetzen? Wir denken: Nein! Deshalb kommen in diesem Kapitel vor allem Menschen mit Demenzerkrankungen zu Wort, die ihre Probleme im Alltag und mit anderen Menschen beschreiben. Sie kämpfen mit den Widrigkeiten des Alltags, und vor allem kämpfen sie darum, weiterhin als Mensch mit einer individuellen Persönlichkeit und einer individuellen Lebensleistung wahrgenommen zu werden. Sie wehren sich dagegen, nur noch als Demenzpatient mit großen Defiziten gesehen zu werden.

> **Vielleicht finden Sie als Leser in den Aussagen Ihre eigenen Erfahrungen wieder. Und vielleicht tröstet Sie der Gedanke ein wenig, zu sehen, dass nicht nur Sie Schwierigkeiten mit Ihrem Gedächtnis und dem Alltag haben.**

● Wenn das Gedächtnis nachlässt

„Wir waren im Urlaub voriges Jahr. Da waren so die ersten Anzeichen: Ja, hast du das irgendwie vergessen – kann gar nicht möglich sein. Dann hab ich angefangen, mich zu beobachten. Und dann haben mich die anderen schon darauf angesprochen. Das ist natürlich nicht so schön."

Herr Bernhard E., 76 Jahre

Schwierig ist der erste Schritt: Wahrnehmen der Erkrankung. Viele Betroffene stellen selbst ihre Vergesslichkeit fest, nehmen sie zunächst aber nicht ernst. Oder die Vergesslichkeit wird auf vorübergehende Ursachen wie Stress geschoben. Wenn das nahe Umfeld – Angehörige oder Freunde – Betroffene auf ihr schlechtes Gedächtnis aufmerksam machen, reagieren diese oft mit Ablehnung. Eine natürliche Reaktion: Niemand wird gerne auf Unzulänglichkeiten angesprochen. Dennoch ist die Vergesslichkeit oft nicht von der Hand zu weisen.

> **Es kann vorkommen, dass andere Ihre Gedächtnisstörungen zuerst wahrnehmen. Versuchen Sie, die Aussagen anderer ernst zu nehmen. Versuchen Sie, sich selbst zu beobachten – und überprüfen Sie die Aussagen anderer. Sprechen Sie mit Ihren Angehörigen oder Freunden darüber. Thematisieren Sie Ihre Vergesslichkeit. Nur so können Sie Ihre Situation richtig einschätzen.**

„Körperlich habe ich überhaupt keine Beschwerden. Das ist … Aber mit der Vergesslichkeit, das bemerk ich ja jeden Augenblick."

Herr Bernhard E., 76 Jahre

Eine Krankheit wahrzunehmen heißt, Symptome wahrzunehmen. Schmerzen stellen immer ein Warnsignal dar. Sie machen den Betroffenen aufmerksam, dass mit dem Körper etwas nicht stimmt. Schmerzen treten aber nicht bei jeder Krankheit auf. Bei Diabetes nicht und auch nicht bei Alzheimer.

Bei demenziellen Erkrankungen ist immer die Leistung des Gehirns betroffen. Im frühen Stadium stehen dabei meistens Vergesslichkeit und Konzentrationsprobleme im Vordergrund. Bei manchen Demenzformen können auch motorische Störungen auftreten, die ebenfalls auf eine gestörte Funktion der Gehirnzellen zurückzuführen sind. Zum Beispiel kann das Laufen unsicherer werden. Die Ursache ist dann nicht ein verletzter Fuß, sondern falsche oder fehlende Signale aus dem Gehirn.

Vor allem die Vergesslichkeit beeinträchtigt den Alltag zunehmend. Sie wird zum ständigen Begleiter. Frische Erinnerungen werden schnell wieder vergessen; das Einspeichern in das Langzeitgedächtnis wird zunehmend schwerer. Wenn wichtige Informationen wie zum Beispiel Termine vergessen werden, kommt es leicht zu Konflikten mit der Umwelt. Gleichzeitig bleibt das Alt-Gedächtnis für lange Zeit intakt. Erinnerungen, die länger zurückliegen, sind leicht abrufbar. Deshalb verändern sich viele Menschen mit Demenz in frühen

Stadien charakterlich nur unwesentlich. Sie können lange Zeit für Ehepartner, Kinder oder Enkel ein interessanter und ernst zu nehmender Gesprächspartner mit viel Lebenserfahrung bleiben.

„Ich habe es da bemerkt, als ich zurückdachte, an ganz frühe Zeiten – sind mir Dinge leicht eingefallen. Aber was jetzt gestern war, vor einer Stunde war…"

Frau Inge C., 77 Jahre

Die Vergesslichkeit kann auch tageszeitlich schwanken. Zum Beispiel können Probleme, die richtigen Worte zu finden, morgens geringer sein als abends. Manchmal dauert die Störung nur wenige Minuten, manchmal aber auch Stunden. Es gibt Tage, an denen bemerken Betroffene und andere überhaupt keine Beeinträchtigungen. Dann wiederum bemerken sie starke Leistungseinbußen und fühlen sich regelrecht verwirrt.

„Weil ich einfach ängstlich auch geworden bin, mich zu äußern und lauter Blödsinn zu sagen. Also, wissen Sie, es fällt mir auf, es gibt so – es gibt Stottern. Es gibt so Morgenstunden oder Vormittagsstunden, da kann ich ganz flüssig sprechen. Und dann gibt es wieder – dann fang ich an zu stocken, dann weiß ich nicht… wie die nächste Straße heißt."

Frau Klara M., 84 Jahre

Sie müssen damit rechnen, dass Sie sich auf Ihr Gedächtnis nicht mehr verlassen können. Um Ihren Alltag auch in schlechten Momenten zu bewältigen, könnten Sie Checklisten anfertigen und diese an überschaubaren Orten aufhängen. So fühlen Sie sich sicherer, nachdem Sie die Wohnung verlassen haben. Das gilt natürlich auch für andere Bereiche des täglichen Lebens.

Frau Gabriele K. berichtet über ein prägendes Erlebnis:

„Denn wenn ich manche schlechte Tage habe, dann bin ich dann auch schon in Puschen losgefahren. Da hatten wir draußen zehn Grad Kälte. Ich bin in meinen Birkenstock, in den Latschen losgefahren, nicht? Weil ich das nicht auf die Reihe gekriegt habe, dass ich Schuhe anziehen muss. Oder so was. Wenn ich denn wirklich 'n ganz schlechten Tag habe. Oder geh ohne Jacke raus. Habe nur ein T-Shirt an."

Frau Gabriele K., 54 Jahre

Es gibt sicherlich die unterschiedlichsten Erlebnisse, die aber eines gemeinsam haben: Sie machen Angst! Und es ist den Betroffenen auch peinlich, so gesehen beziehungsweise erlebt zu werden. Deutlich merken Menschen mit Demenz, wenn sie einen schlechten Tag haben. Dann versuchen sie, ihre Fehlleistungen vor anderen zu verbergen. Das Vertuschen und Verbergen kostet viel Kraft. Dadurch entstehen Druck und Stress. Und Stress kann das Gefühl, durcheinander und schusselig zu sein, zusätzlich fördern. Im schlimmsten Falle haben Betroffene ein Black-out. So etwas kennt wahrscheinlich jeder von Prüfungen in der Schule: Vor lauter Angst, wir könnten versagen, wissen wir gar nichts mehr.

„Ich bin auch ab und zu verwirrt, aber es ist nicht so, dass ich überhaupt nichts mehr weiß, ne?"

Frau Margarethe A., 74 Jahre

In solchen Momenten lässt sich der Tag schlecht planen. Fehlleistungen häufen sich: Beim Verlassen der Wohnung bleibt der Herd an, Wohnungsschlüssel oder Geldbörse werden vergessen oder Betroffene steigen in den falschen Bus. Solche Fehlleistungen können immer wieder passieren. Auch durch mehr Anstrengung lassen sie sich nicht vermeiden – das war die schlechte Nachricht. Die gute Nachricht ist, dass es vielen Betroffenen gelingt, mit diesen Fehlern zu leben. Sie entwickeln ein System, wie sie sich selbst helfen können, zum Beispiel durch Checklisten oder Notizbücher. Oder sie verlassen sich auf ihre Angehörigen oder Freunde.

● Konfrontation mit Fehlern und Unvermögen

Langfristig führen Angst auslösende und peinliche Erlebnisse dazu, dass Menschen mit Demenz ihr Selbstvertrauen verlieren und sich immer stärker zurückziehen. Dadurch verlieren sie an Lebensqualität. Denn auch Sachen, die eigentlich Spaß gemacht haben, werden aufgegeben.

„Ja, Selbstvertrauen hat gelitten. Immer wenn Sie sich … jemand treffen, Sie verpassen den und ach und kannste nicht… Ach, ich hab dir doch dies gesagt und ich hab dir doch das gesagt. Und so."

Frau Margarethe A., 74 Jahre

> **Sicherheit gewinnen Sie nicht, indem Sie Gewohnheiten aufgeben, sondern indem Sie sich selbst Helfer oder Hilfe suchen. Machen Sie sich zunächst bewusst, dass Ihr Gedächtnis nicht mehr zuverlässig arbeitet. Schreiben Sie sich dann zu Ihrer eigenen Sicherheit alles Wichtige auf. Wenn Sie merken, dass Sie durcheinander sind, gönnen Sie sich einen Moment der Ruhe. Wenn Sie sich mal verlaufen haben, fragen Sie andere Menschen.**

Mit den eigenen Unzulänglichkeiten konfrontiert zu werden, erzeugt immer Gefühle wie Wut und Scham oder Ohnmacht und Hilflosigkeit. Das geht nicht nur den Menschen mit Gedächtnisstörungen so. Fehler machen alle; Fehler gehören zum Leben.

„Hilflos fühl' ich mich auch, wenn schon wieder irgendwas ist, was ich vergessen hab', nicht? Oder was war denn das letztens? Da hab' ich den – stand ich in der Küche, da hab ich gekocht und dann hab ich meine Kartoffeln vergessen. Bin an' PC gegangen. Oh Mensch, und dann stank es schon. Dann war natürlich alles angebrannt. Und da steh' ich dann wirklich hilflos vor. Da könnt' ich, was weiß ich, losballern, dann den Pott aus dem Fenster schmeißen. Aber es bringt ja nichts."

Frau Gabriele K., 54 Jahre

Bei Menschen mit Demenz treten Fehler öfter auf. Ein Beispiel ist das Verlegen von Sachen. Jeder hat schon seine Brille oder seinen Schlüssel verlegt. Mit einer Demenz passiert das aber nicht einmal in der Woche, sondern mitunter einmal am Tag. Missgeschicke passieren also häufiger.

Interessant ist, wie Betroffene und ihr Umfeld diese Fehler bewerten: Häufig werden die kleinen Missgeschicke von Betroffenen selbst als Lappalien bewertet, während Angehörige nahezu ein Drama daraus machen. Oder anders herum: Angehörige finden etwas nicht schlimm – während Betroffene erwarten, dass sie aufgrund einiger Schusseligkeiten dauerhaft nicht mehr ernst genommen werden.

Natürlich gibt es Menschen, die glauben, wenn jemand eine Demenz hat, versteht er nichts mehr und ihm kann nichts zugetraut werden. Das ist verletzend. Richtig ist aber: Eine beginnende Demenz macht vergesslich, Betroffene sind deshalb aber nicht dumm.

Niemand möchte negativ wahrgenommen werden; jeder ist bemüht, sich möglichst positiv darzustellen. Auch deshalb versuchen Betroffene oft, ihre Unzulänglichkeiten zu verbergen.

*„Ja, natürlich. Jeder, der Schwierigkeiten hat oder irgendein Manko hat, der möchte das
ja nicht gleich zugeben, nicht? Man versucht's zu verstecken."*

Frau Klara M., 84 Jahre

Wenn Angehörige ihre negative Wahrnehmung als Kritik deutlich aussprechen – dazu gehören Aussagen wie: „Du hast schon wieder vergessen, das Wasser abzudrehen" – wirkt es ebenfalls verletzend. Denn Kritik weist auf Defizite hin, und die bemerken Betroffene ja selbst. Als Folge versuchen sie, diese Defizite durch Ausreden zu kaschieren. Das bringt weder Angehörige noch Betroffene weiter. Stattdessen sollten Menschen mit Demenz versuchen, die Kritik ernst zu nehmen: Möglicherweise bemerken sie nicht, wie oft sie etwas vergessen.

*„Dass man dann da sagt … ach, jetzt wollt' ich dir … das hab' ich vergessen. ,Ja, du vergisst ja alles', oder soundso. Hab' ich schon erlebt, ne? Mit einer Freundin, die sehr direkt
ist, ne?"*

Frau Margarethe A., 74 Jahre

Zu Konflikten kommt es vor allem dann, wenn Angehörige wiederholt auf Defizite hinweisen. Wenn Betroffene sich nicht erinnern können, den „Fehler" schon einmal gemacht zu haben, streiten sie es natürlich ab, und der Familienkrach ist vorprogrammiert. Niemand wird gerne wegen Fehlern beschuldigt, von denen er glaubt, sie nicht begangen zu haben.

Oft sind es Alltagsprobleme, die zum Streit führen und Betroffenen und Angehörigen das Leben schwer machen: „Das hast du mich schon mehrmals gefragt; jetzt hast du schon wieder den Schlüssel verbummelt … das Wasser laufen lassen … den Herd angelassen … den Termin vergessen". Niemand lässt absichtlich das Wasser laufen oder die Herdplatte an! Menschen mit Demenz können solche Fehlleistungen nicht zuverlässig vermeiden. Auch wenn sie immer wieder darauf hingewiesen werden. Mit einem gebrochenen Fuß kann man auch keinen 100-Meter-Lauf machen!

> **Sie müssen sich selbst und Ihren Angehörigen klar machen, dass Missgeschicke bei einer Demenz einfach vorkommen. Reden Sie mit Ihren Verwandten; erklären Sie ihnen, wie es sich anfühlt, ständig kritisiert zu werden. So können sich Ihre Verwandten besser in Ihre Situation hineinversetzen. Andererseits sollten Sie versuchen, nicht auf jeden Hinweis mit Ablehnung zu reagieren. Kritik anzuhören ist schwer, und noch schwerer ist es, Kritik anzunehmen. Jeder hat Probleme damit. Trotzdem sollten Sie die Kritik nicht als reinen Angriff auf Ihre Person abtun, denn Sie haben Gedächtnisprobleme. Und diese nehmen Ihre Angehörigen wahr; Sie dürfen das nicht ignorieren. Das führt langfristig zu Streit und zu schlechter Stimmung.**

Grenzsituationen entstehen immer, wenn Betroffene den eigenen Erwartungen oder den Erwartungen anderer nicht entsprechen können. Zum Beispiel dem Gespräch einer Gruppe von Menschen zu folgen, bedarf einer hohen Aufmerksamkeit. Gesprächsteilnehmern mit einer Demenzerkrankung fällt es teilweise schwer, die Konzentration aufrechtzuerhalten. Sie können dem Gespräch nicht mehr folgen. Auch daraus entstehen Gefühle der Unsicherheit und Unzulänglichkeit, mit dem Ergebnis, dass sie Kontakte mit Menschen zunehmend vermeiden.

„Das fängt schon beim Lesen an – Sachen lesen. Und zu Hause auch. In vielen Sachen merk' ich das. Und ich ermude mich sehr. Manchmal sehr schnell. Ja, das ist das Schlimme. Sobald mehrere Leute, mehr als vier Personen sind, da merk' ich es sofort. Da hab ich eigentlich fast Angst davor."

Herr Udo I., 81 Jahre

> **Beobachten Sie kritisch Situationen, in denen Sie mit Ihrer Demenzerkrankung konfrontiert werden. Versuchen Sie, Situationen zu meiden, in denen Sie negative Gefühle Ihrer eigenen Person gegenüber entwickeln. Negative Gefühle helfen Ihnen nicht weiter. Nur wenn Sie Ihre Schwächen kennen und akzeptieren, können Sie damit leben und damit umgehen. Versuchen Sie bewusst, Störfaktoren wahrzunehmen, wie zum Beispiel Nebengeräusche beim Lesen oder Telefonieren, und schalten Sie diese aus. Wenn Sie das Gefühl haben, überfordert zu sein, reduzieren Sie das Tempo. Nehmen Sie sich nicht zu viel auf einmal vor.**

● Außenstehende nehmen mich nicht ernst

Es ist schwer, die Konfrontation mit Fehlern oder Unvermögen auszuhalten. Zu dem persönlichen Gefühl der Unzulänglichkeit kommt oft noch das Bild von Demenzkranken im Endstadium, das durch die Medien geprägt wird. Die Bilder entstehen in der Regel durch negative Berichte: Manchmal sind es Berichte über öffentliche Personen, deren Krankheitsverlauf schon weit fortgeschritten ist. Dazu gehörten Schauspieler wie Harald Juhnke oder Politiker wie Ronald Reagan. Die Krankheitsverläufe sind jedoch sehr individuell und nicht automatisch auf jeden Menschen übertragbar, der die Diagnose Demenz bekommen hat. Auch ist zu bedenken, dass am Ende sehr vieler Krankheiten die meisten Menschen nicht mehr ansprechbar sind – egal welche Erkrankung zu Grunde liegt. Eines wird allerdings deutlich: Aufgrund dieser Bilder wird es immer Menschen geben, die Betroffene nicht ernst nehmen, obwohl es dafür in den frühen Stadien der Demenz keinen Grund gibt. Denn Menschen mit leichter Demenz sind zwar vergesslich, aber nicht weniger intelligent.

> **Die Begegnung mit Diskriminierung lässt sich leider kaum verhindern. Eine Frau mit Alzheimer wurde während eines Kongresses auf das Thema angesprochen. Sie hatte eine gute Antwort parat: „Ich vergesse, aber ich bin nicht blöd." Vielleicht hilft Ihnen ja dieser Satz ebenfalls, wenn Sie sich diskriminiert fühlen.**

„Dieses Vorurteil, wie man immer so schön sagt: Wenn der 'ne Demenz hat oder was, die sind bekloppt für ihn. Oder sind verrückt. Für den Volksmund, nicht? Und ich weiß auch nicht, irgendwie hab' ich so persönlich auch das Gefühl, es hat sich bei den Leuten so eingebürgert, dass man's auch wirklich schwer hat, dagegen anzukämpfen."

Frau Gabriele K., 54 Jahre

Das Gefühl, nicht ernst genommen zu werden, ist schwer auszuhalten. Personen mit einer demenziellen Erkrankung erleben häufig, dass ihnen nichts zugetraut wird.

Wenn Menschen mit Gedächtnisproblemen das Gefühl haben, nicht mehr ernst genommen zu werden, kann es zu einer sehr anstrengenden Verteidigungshaltung kommen. Betroffene wollen sich dann überhaupt nicht helfen lassen; sie haben das Gefühl, unentwegt beweisen zu müssen, was sie alles noch können. Diese Verteidigungshaltung führt – zusätzlich zum Kampf gegen das Vergessen – zu einer enormen psychischen Belastung.

Wenn Angehörige plötzlich Aufgaben übernehmen, die immer in der Verantwortung des nun erkrankten Menschen lagen, ist dieser oft gekränkt. In der Regel erleben Betroffene dies als Kompetenzverlust und drastisches Einschneiden in ihre Autonomie – auch wenn es nicht so gemeint ist. Aber häufig verbirgt sich dahinter Fürsorge! Zum Beispiel haben Betroffene manchmal Rechenschwierigkeiten. Daher verlieren sie den Überblick bezüglich Kontostand und ausgegebenem Geld. Schulden führen zu neuen Schwierigkeiten. Deshalb sind Ratschläge meistens eher fürsorglich als kritisch gemeint, zum Beispiel: „Ich möchte mich in Zukunft um unsere Bankgeschäfte kümmern." Es macht also Sinn, Ratschläge auch als solche wahrzunehmen und nicht grundsätzlich als Abwertung zu erleben.

> **Es kommt vor, dass Menschen, die Sie lieben, dazu neigen, Probleme und Fehler vorwegzunehmen, zum Beispiel „Ich geh' schnell los und hol' dir die Zeitung …" Damit wollen Familienmitglieder oder Freunde Sie schützen. Manchmal ist es aber zu viel des Guten; darunter leidet die Selbstständigkeit, ähnlich wie bei überbehüteten Kindern.**

„Im Gegenteil, sie nimmt jetzt schon immer viel weg. Da sag ich: ‚Menschenskinder, warum schickst du mich denn nun nicht einholen. Warum gehst du?' – ‚Ja, dann bringst du wieder was Falsches.' Das ist natürlich – das sind keine Aufbauprogramme für mich."

Herr Bernhard E., 76 Jahre

> **Sprechen Sie darüber mit Ihren Angehörigen und fordern Sie Aufgaben ein. Versuchen Sie Regeln festzulegen, zum Beispiel wer den Müll rausbringt, wer morgens die Brötchen kauft et cetera.**

● Außenstehende sehen nur meine Defizite

Es ist wichtig, Defizite zu sehen, um Fähigkeiten richtig einschätzen zu können. Das gilt sowohl für Angehörige als auch für Betroffene. Sie sollten Ihren Alltag immer wieder beobachten. Ein einmaliges Missgeschick ist kein Anlass, die Aktivität einzustellen. Treten aber regelmäßig bestimmte Probleme auf, zum Beispiel Unsicherheit beim Autofahren, sollte eine Lösung gefunden werden. Zum Beispiel könnte etwa der Bus benutzt werden, oder Angehörige und Freunde übernehmen Fahrdienste.

Menschen mit Demenz müssen also lernen, sich den Einschränkungen des Alltags anzupassen, indem sie Hilfe annehmen oder indem sie auf Gewohntes verzichten. Dann ändert sich auch die Sichtweise von Außenstehenden wieder. Statt dem halb leeren Glas sehen sie wieder das halb volle beziehungsweise statt der Defizite die Fähigkeiten.

Es ist sicher nicht einfach, sein Leben umzustellen. Gewohnte Tätigkeiten aus der Hand geben oder auf das Autofahren verzichten bedeutet, ein Stück Freiheit aufzugeben. Es wird kaum einen Menschen geben, dem das nicht weh tut. Grundsätzlich sollten Betroffene und ihre Angehörigen darauf achten, dass Menschen mit Demenz weder überfordert noch unterfordert sind. Das ist eine schwierige Gratwanderung – für alle Beteiligten.

Fühlen sich Menschen mit Demenz überfordert, haben sie schnell das Gefühl zu versagen. Sie fühlen sich den Aufgaben nicht gewachsen, übertragen das auf andere Bereiche und trauen sich insgesamt weniger zu. Verbliebene Fertigkeiten gehen schneller verloren, als es die Krankheit erfordern würde.

Fühlen sich Menschen mit Demenz unterfordert, müssen sie zusätzliche Aufgaben einfordern: „Lass mich doch auch was machen!" Neben dem Kampf gegen das Vergessen erleben viele das Einfordern als sehr anstrengend. Die Folge ist, dass sie dazu neigen, nicht zu kämpfen. Stattdessen geben sie mehr Verantwortung ab, als notwendig wäre. Auch hier gehen Fähigkeiten zu schnell verloren.

„Das hab ich ihr ja schon versucht zu erklären. Ich sag': ‚Du nimmst mir alles weg. Ich werde ja immer blöder, wenn ich gar keine Verantwortung mehr für mich selber haben

47

soll. Da kann ich mich ja gleich in eine Ecke setzen, in ein Altersheim – und mit Stock und aus dem Fenster gucken."'

Herr Bernhard E., 76 Jahre

Nur ein gemeinsamer und steter Austausch hilft Ihnen, diese Gratwanderung zu schaffen. Die unterschiedlichen Sichtweisen bezüglich Fähigkeiten und Defiziten müssen immer wieder überprüft und einander angepasst werden. Werden Aufgaben angemessen verteilt und eingefordert, kann die Lebensqualität über einen langen Zeitraum hoch bleiben.

„So schlimm ist es ja noch nicht. Die reden mir das alle ein, wie schlimm das schon ist. Weiß nicht – das ist furchtbar."

Herr Bernhard E., 76 Jahre

Defizite sollten nicht verallgemeinert werden. Es gibt immer Dinge, die nicht mehr funktionieren. Aber es gibt noch sehr vieles, was reibungslos funktioniert. Das könnte zum Beispiel das Kochen sein oder Hobbys wie Handarbeiten, Gartenarbeit oder sportliche Aktivitäten.

Versuchen Sie den Blick für positive Momente zu schärfen und achten Sie darauf, diese so bewusst wie möglich zu erleben. Zum Beispiel kann ein gemeinsamer Spaziergang, ein Konzertbesuch oder ein schönes Abendessen im Restaurant viel Freude und Abwechslung in den schwierigen Alltag bringen. Überlegen Sie, was Ihnen früher Freude bereitet hat; was Sie gemeinsam unternommen haben. Suchen Sie sich etwas, was Ihnen Ruhe bringt und keinen zusätzlichen Stress verursacht. So können Sie gemeinsam schöne Momente im anstrengenden Alltag gestalten.

Der Umgang mit der Krankheit

Manche Krankheiten stellen für den Menschen eine kleine Bedrohung dar, während andere eine große Bedrohung sind. Dazu gehören Diagnosen wie Krebs oder Demenz; sie sind für die meisten Menschen ein Schock. Am Anfang wollen Patienten es nicht wahrhaben, dann beginnt ein Prozess der Auseinandersetzung. Bis zur Akzeptanz der Erkrankung und bis zu einem souveränen Umgang damit ist es ein langer Weg. Niemand sollte sich davon entmutigen lassen. Andere Betroffene haben es gezeigt: Das Leben mit einer Demenz kann trotzdem lebenswert sein!

● Diagnosestellung: Nicht wahrhaben wollen

„Ich hatte eigentlich so das Gefühl, ich wurde krank. Aber ich fühlte mich nicht krank. Ich weiß nicht, wie ich das rausbringen soll. So irgendwie, dass ich gedacht hab': Du möchtest dich eigentlich nur hinlegen und schlafen. Aber so müde war ich eigentlich gar nicht. Aber irgendwie, ich merkte, dass was mit mir nicht stimmte. Ich konnte aber nicht sagen, was es war."

Frau Gabriele K., 54 Jahre

Eine Demenz im Anfangsstadium ist nur schwer zu begreifen. Die Symptome werden heruntergespielt oder auf andere Ursachen zurückgeführt. Betroffene denken, Vergesslichkeit ist im Alter normal. Oder vielleicht ist es der Stress? Das wäre beruhigend, denn dann ist es ja nicht so schlimm. Vergesslich sind andere auch. Und Stress lässt sich ja beseitigen. Damit wäre alles im Normalbereich.

Betroffene erleben die Diagnose wie eine schlimme Botschaft; sie benötigen nun Zeit, die erschreckende Nachricht zu verarbeiten. Es hilft allerdings nicht, den Kopf in den Sand zu stecken und sich der Auseinandersetzung zu verweigern. Die Demenz ist eine Krankheit des Gehirns und erfordert wie andere Krankheiten bestimmte Anpassungsprozesse. Wenn Menschen Arthrose haben, vermeiden sie zum Beispiel überflüssige Wege oder steigen keine Treppen;

wenn sie Herzbeschwerden haben, nehmen sie Medikamente oder vermeiden Stress. Für Menschen mit chronischen Krankheiten gilt, dass sie ihr Leben darauf einstellen müssen.

Ältere Menschen gehen oftmals sehr souverän mit dem Verlust ihrer Fähigkeiten um. Jüngere Menschen haben damit eher Probleme. In der Regel wurden sie noch nicht so häufig mit Krankheiten konfrontiert. Es ist daher nachvollziehbar, dass die Symptome zunächst auf Stress oder andere Probleme zurückgeführt werden und nicht auf eine Demenz. Ältere Menschen hingegen schieben die Gedächtnisstörungen auf das Alter; sie betrachten Vergesslichkeit als etwas Normales.

„Es ist jetzt vielleicht auch wieder 'n bisschen so 'ne Selbstschutzbehauptung, wenn ich sag': So schlecht ist mein Gedächtnis ja wohl dann auch nicht. Ich denke also, ist ja altersbedingt. Ich weiß, wann ich geboren bin und wie ich heiße und wie meine Kinder heißen und so, nicht? Aber was soll ich lang drum herum… Ich trag das nun nicht auf 'nem Plakat vor mir rum. Also, das ist ja nicht ungewöhnlich in dem Alter."

Herr Franz G., 75 Jahre

Obwohl viele Patientinnen und Patienten der Diagnosestellung zunächst nicht glauben wollen, ist die Diagnose mit Hilfe der modernen Diagnostikverfahren recht sicher. Im Zweifelsfall kann jedoch immer eine zweite Meinung durch einen weiteren Facharzt eingeholt werden. Worauf es jetzt ankommt: Die Diagnose darf nicht mit dem Bild von Demenzkranken im weit fortgeschrittenen Stadium gleichgesetzt werden – dem Bild aus dem Bekanntenkreis oder aus dem Fernsehen, von Menschen, die vollkommen verwirrt sind.

Wenn Sie dieses Buch bis jetzt gelesen haben, sind Sie wahrscheinlich ein Angehöriger oder Interessierter, der verstehen will, was eine Demenz bedeutet, oder Sie sind – wenn Sie selbst Gedächtnisprobleme haben – vielleicht im Frühstadium einer Demenz. Machen Sie sich bewusst, dass das Bild von einer Demenz im Frühstadium ganz anders aussieht als das von einer Demenz in weit fortgeschrittenem Stadium!

Die Bilder von verwirrten Demenzkranken schüren die Angst vor Entmündigung. Auch deshalb wehren sich Betroffene vehement gegen die Tatsache, ebenfalls demenzkrank zu sein.

„Und dann kam das Ergebnis. Und da war ich erst mal geplättet. Also die erste Zeit, ich war erst mal … Weil, ich wollte aus dem Fenster springen und – oh, ich wollte gar nichts mehr. Natürlich, ich hab's nur verdrängt. Die Probleme hatten sich ja nicht erledigt damit."

Frau Gabriele K., 54 Jahre

Manchmal sind die Symptome nicht schwer wiegend genug, um ernst genommen zu werden. Dann wird die Diagnose nicht akzeptiert, die Symptome werden verharmlost.

Wenn Sie eine Demenzdiagnose erhalten, tun Sie diese nicht als Irrtum ab, nur weil Ihre Symptome beziehungsweise Ihre Defizite nicht dem weit verbreiteten Bild von Demenzerkrankungen entsprechen. Im Frühstadium sind Sie nicht verwirrt oder handlungsunfähig. Das Hauptsymptom – die Gedächtnisstörung – ist im Frühstadium gering ausgeprägt. Dennoch müssen Sie die Symptome ernst nehmen.

Manchmal wird die Diagnose verleugnet und die Krankheit verdrängt, weil dann die Auseinandersetzung mit der schockierenden Nachricht – der Demenzdiagnose – aufgeschoben werden kann.

Sprechen Sie mit Ihrem Arzt über Ihre Zweifel, Ängste und Befürchtungen. Wenn Sie sich im Frühstadium einer Demenz befinden, können Sie gut behandelt werden. Je früher Sie mit der Behandlung beginnen, desto besser kann das Fortschreiten der Krankheit hinausgezögert werden. Deshalb ist es so wichtig, dass Sie sich mit der Diagnose auseinandersetzen. Holen Sie sich gegebenenfalls Hilfe! Gute Ratschläge finden Sie bei den regionalen Alzheimer-Gesellschaften (siehe Seite 116 und folgende).

Die meisten Betroffenen verdrängen zunächst ihre Demenzerkrankung. Möglicherweise funktioniert das einige Zeit auch ganz gut. Auf Dauer aber lassen sich Gedächtnisprobleme nicht verdrängen. Mitmenschen werden die Probleme bemerken und ansprechen. Wenn Betroffene dann offensichtliche Gedächtnisstörungen einfach abstreiten oder sich Ausreden einfallen lassen, werden sie nicht mehr ernst genommen. Ebenso wenig, wenn sie behaupten, Aufgaben noch lösen zu können, von denen sie in Wahrheit völlig überfordert sind.

Angehörige reagieren verärgert und sprechen Betroffenen das Urteilsvermögen schlichtweg ab. Und das bringt einen Strudel von negativen Gefühlen mit sich.

> **Denken Sie nicht, dass Sie nicht mit Ihrer Demenzdiagnose leben können. Viele denken das zuerst; das ist eine normale Reaktion. Die Schockphase wird vorübergehen, versuchen Sie Ihre Ruhe wiederzufinden. Sie stehen ganz am Anfang einer Krankheit, die in der Regel sehr langsam verläuft. Sie haben Zeit, sich auf die Demenz und die Veränderungen in Ihrem Leben einzustellen. Nutzen Sie die Zeit, um sich ausreichend zu informieren, und nutzen Sie die Hilfsangebote der Sozialdienste, Gedächtnissprechstunden oder Alzheimer-Gesellschaften (siehe Seite 116 und folgende). Und seien Sie sich sicher: Sie können trotz Demenz für lange Zeit ein erfülltes Leben führen.**

Licht am Ende des Tunnels – der positive Umgang mit der Diagnose

„Die hauptsächlichen Probleme sind eben dieses Vergessen, wo wir sagen: Früher haben wir auch was vergessen: Da bin ich in den Keller gegangen und da wusst' ich es nicht mehr. Hinterher fiel es mir wieder ein. Aber heute ist das Sieb so löchrig geworden, dass wenn es einmal weg ist, dann ist es wirklich weg. Und das mussten wir jetzt auch erst begreifen lernen."

Frau Gabriele K., 54 Jahre

Die meisten Menschen arrangieren sich irgendwann – mehr oder weniger – mit ihrer Diagnose. Hilfreich ist, aktiv zu werden! Das Gebot der Stunde sollte sein: sich nicht dem Gegebenen ausliefern und passiv warten, auf das, was kommt. Frau Gabriele K. ist dafür ein gutes Beispiel. Sie hat nach einer Schockphase ihr Leben in die Hand genommen.

„Ich hab mich gleich in Berlin bei der Alzheimer angeklickt. Und da krieg' ich jetzt immer die Newsletter und die Pressemitteilungen, damit ich auf dem neuesten Stand bin."

Frau Gabriele K., 54 Jahre

Sie hat sich eine Selbsthilfegruppe gesucht, spricht mit Leidensgenossen über ihre Probleme – und sie hat sich neue Hobbys gesucht. Sie hat ihre Freunde und Nachbarn über die Krankheit informiert, trainiert ihre Alltagsfunktionen mit einer Ergotherapeutin und informiert sich über den Stand der Wissenschaft. Mit anderen Worten: Sie steht zu ihrer Krankheit und gibt nicht auf.

Das war allerdings auch bei ihr nicht von Anfang an möglich. Auch sie musste nach der Diagnosestellung durch einen dunklen Tunnel, aber schließlich sah sie Licht am Ende dieses Tunnels.

> **Jeder sollte nach seinen Fähigkeiten und Bedürfnissen mit der Krankheit umgehen. Überfordern Sie sich dabei nicht! Wenn Sie bisher nicht mit dem Internet umgegangen sind, brauchen Sie es jetzt auch nicht zu lernen. Sie werden andere Wege finden, um regelmäßig Informationen über Ihre Krankheit zu bekommen. Lassen Sie sich bei den Alzheimer-Gesellschaften beraten. Es gibt immer Mittel und Wege, die Ihrer persönlichen Situation gerecht werden.**

Es kommt dennoch vor, dass Betroffene unter ihrer Krankheit leiden, obwohl sie gute Strategien im Umgang mit der Demenz entwickelt haben. Auch Frau Gabriele K. leidet immer wieder unter ihrer Vergesslichkeit. Aber trotz ihrer Demenz führt sie ein erfülltes Leben.

● Wer soll von der Diagnose erfahren?

Viele Menschen, die eine Demenzdiagnose erhalten, haben große Angst, sich anderen mitzuteilen. Sie befürchten, Mitmenschen könnten sie für verrückt oder unzurechnungsfähig halten. Eine berechtigte Angst! Aber es geht kein Weg an der Krankheit und an Erklärungen vorbei. Irgendwann muss jeder Betroffene darüber sprechen. Denn: Eine Demenz verändert das Leben, ob Sie es wollen oder nicht. Das merken auch Angehörige und Bekannte. Betroffene müssen sich neu auf ihr Leben einstellen, weil sich ihre Leistungsfähigkeit verändert. Und deshalb müssen sich auch Freunde und Familie verändern. Ein gegenseitiges Aufeinander-Einstellen sorgt dafür, dass die Lebensqualität aller Beteiligten hoch bleibt.

„Also ich hab' die Alzheimer-Diagnose nur gehört und dann abgemeldet. So toll ist das nicht. Also habe jahrelang nicht darüber gesprochen. Ich hab´s wieder vergessen. Hab' gesagt, was soll´s."

Herr Konrad B., 58 Jahre

Es erfordert viel Mut, wenn Sie Ihre Diagnose anderen mitteilen. Dabei kann es passieren, dass Sie auf Ablehnung stoßen. Treffen Sie auf intolerante Menschen, sagen Sie ihnen vielleicht, dass jeder Mensch eine Demenz bekommen kann, vor allem wenn er alt geworden ist. Bei den über 90-Jährigen hat jeder Dritte eine Demenz.

Im jüngeren Lebensalter ist eine Demenz sehr selten, ähnlich wie bei Parkinsonerkrankungen. Für beide Krankheiten gilt, dass sie das Leben und die Leistungsfähigkeit verändern werden. Persönlichkeiten aus der Öffentlichkeit haben Mut bewiesen: Muhammad Ali tritt immer wieder trotz seiner Parkinsonkrankheit im Fernsehen auf; auch der ehemalige US-Präsident Ronald Reagan und der Musiker Helmut Zacharias sind offen mit ihrer Alzheimer-Demenz umgegangen. Die Stimmung in der Öffentlichkeit wandelt sich zunehmend: Immer mehr Menschen sprechen über ihre Demenz. Sie treten im Fernsehen auf und diskutieren im Internet oder auf Kongressen über ihre Krankheit.

Niemand braucht sich für die Demenzerkrankung zu schämen! Es gibt keinen Grund dafür! Wegen eines Herzinfarktes schämt sich niemand, auch wenn der Infarkt wahrscheinlich selbstverschuldet ist – durch Rauchen oder Übergewicht. Bei der Alzheimer-Demenz gibt es bislang keine Erkenntnis über selbstverschuldete Faktoren, die den Ausbruch der Krankheit verursachen.

Sich der Familie mitteilen

Was bewirkt es, wenn Betroffene sich Familie und Bekannten nicht mitteilen? Es bedeutet, sie verweigern sich einer gemeinsamen Veränderung des Lebens. Die Folgen sind häufige Konflikte mit Ärger, Groll und Kummer – einfach weil sich die Menschen gegenseitig mit Unverständnis und Irritationen begegnen. Deshalb: Wenn der Austausch über die Diagnose und Krankheit fehlt, wird die Chance zur gemeinsamen, positiven Veränderung nicht genutzt.

*„Wenn wir uns treffen, bei irgendsowelcher Angelegenheit, und ich sage, das ist 'ne
Krankheit wie andere Krankheiten auch, ja? Ich wünsch mir das ja nicht."*

Frau Margarethe A., 74 Jahre

> **Falls zwischen Ihnen und Ihren Angehörigen im Alltag Konflikte auf-
> grund Ihrer Demenz entstehen, fordern Sie immer wieder Verständnis
> ein. Sagen Sie: „Wer würde schon gerne mit einem gebrochenem Fuß
> ein Wettrennen machen – ich jedenfalls nicht. Ich kann das jetzt nicht."
> Haben Sie keine Angst, Selbstständigkeit zu verlieren, wenn Sie sich an-
> deren anvertrauen. Im Gegenteil, Sie zeigen damit, dass Sie Ihre Pro-
> bleme wahrnehmen und richtig beurteilen. Trauen Sie sich, etwas von
> Ihrer Selbstständigkeit abzugeben, wenn es nötig ist. Sie können dabei
> nur gewinnen, weil Ihre psychische Belastung nachlässt und vor allem,
> weil Sie von anderen ernst genommen werden.**

Irgendwann später müssen alle Betroffenen Selbstständigkeit abgeben, nämlich
dann, wenn sich das Krankheitsbild stark verschlechtert hat. Frühzeitig miteinander reden heißt auch, schon frühzeitig für später vorsorgen. Denn nur gemeinsam mit der Familie oder Bekannten können Betroffene einen Lebensentwurf
für das Stadium entwickeln, in dem die Demenz schon weit fortgeschritten ist.

*„Ich habe von Anfang an darüber gesprochen. Habe gesagt: ‚Kinder, so und so geht mir
det'. Und auch mit meinem alten Kollegenkreis, mit dem ich mich noch öfter treffe."*

Herr Bernhard E., 76 Jahre

Außerdem lässt sich die Krankheit gemeinsam mit der Familie über lange Zeit
gut in den Griff bekommen. Die Devise ist, sich und seine Defizite nicht zu verstecken. Mit wichtigen Bezugspersonen kommunizieren heißt: Stress vermeiden und Peinlichkeiten aus dem Weg gehen. Betroffene müssen dann nicht unentwegt auf der Hut sein, weil sie befürchten, andere könnten etwas merken.
Außerdem ist Stress schlecht für unser Gehirn. Stress kann den biologischen
Abbauprozess der Hirnstrukturen beschleunigen. Und das ist bei einer Demenzerkrankung wenig förderlich.

Sich am Arbeitsplatz mitteilen

Besondere Probleme haben Betroffene, wenn sie noch in einem Arbeitsverhältnis stehen. Häufiger ist das bei Menschen mit einer frühen Alzheimer-Demenz der Fall. Probleme entstehen vor allem dann, wenn sie das Arbeitspensum nur mühsam oder gar nicht mehr schaffen. Überstunden und Stress sind die Folge, weil Betroffene viel Energie aufbringen müssen, um ihre gewohnte Leistung aufrechtzuerhalten.

Bedrohlich wird die Situation, wenn Betroffene eine Kündigung oder eine Insolvenz befürchten müssen. Spätestens wenn sie dem Leistungsdruck nicht mehr standhalten und wenn auch Kollegen und Vorgesetzte die Defizite bemerken und sie zusätzlich unter Druck setzen, müssen Betroffene Konsequenzen ziehen.

Gestehen Sie sich die enorme psychische Belastung in einer solchen Situation ein. Besprechen Sie unbedingt diese Problematik mit Ihrem Arzt oder lassen Sie sich von Experten aus den Alzheimer- Gesellschaften beraten. Versuchen Sie eine individuelle Lösung zu finden. Vielleicht lässt sich der Arbeitgeber auf eine Teilzeitregelung oder den Wechsel in einen anderen Bereich ein. Zögern Sie nicht, sich von Ihrem Arzt eine Arbeitsunfähigkeit bescheinigen zu lassen. Wenn Sie voreilig selbst kündigen, verlieren Sie viele Sozialleistungen wie die Gehaltsfortzahlung durch den Arbeitgeber oder das Krankengeld. Gewöhnen Sie sich auch an den Gedanken einer Frühberentung. Scheuen Sie sich nicht, diesen Weg zu gehen, auch wenn er sehr mühsam ist und Ihr Leben komplett verändert. Der andauernde Druck, die Leistungsfähigkeit aufrechterhalten zu müssen, kann die demenziellen Symptome sogar verschlimmern.

Probleme im Alltag lösen

● Den Tag sinnvoll einteilen – weniger ist mehr, und: immer mit der Ruhe

Probleme im Alltag und ihre Bewältigung bilden in den meisten Familien mit Demenz den Schwerpunkt des Zusammenlebens. Probleme treten trotz aller Bewältigungsstrategien und Nachsicht immer wieder auf. Trotzdem müssen sie nicht im Vordergrund stehen. Denn mit einiger Geduld und Übung greifen Kompensationsmechanismen, und der Alltag lässt sich insgesamt noch lange gut bewältigen.

Was hat sich im Zusammenleben verändert? Betroffene benötigen in der Regel mehr Zeit für die einzelnen Tätigkeiten, denn sie ermüden schneller, können sich nicht mehr so gut konzentrieren und können komplexe Aufgaben nur noch schwer erledigen.

„Ich meine mit Einkaufengehen und Fahren und, ja, mit Verkehrsmitteln, da muss ich auch ganz schön aufpassen, nicht? Wenn ich … Das meiste kennt man ja. Aber wenn irgendwas Neues ist oder so, dann muss ich ganz schön überlegen."

Frau Margarethe A., 74 Jahre

Menschen mit Demenz sollten sich auch mehr Zeit für Tätigkeiten nehmen. Vor allem, wenn es zu ungewohnten Situationen kommt: zum Beispiel wenn die U-Bahn ausgefallen ist. Dann heißt es, Ruhe bewahren und Informationsquellen für weitere Schritte suchen – also andere Fahrgäste fragen, wo der Ersatzbus losfährt. Sich im Ganzen mehr Zeit lassen bedeutet auch, dass mehr Ruhe in den Alltag einkehrt. Und das kann als sehr positiv erlebt werden.

Planen Sie genügend Zeit ein – für das Erledigen der alltäglichen Aufgaben innerhalb und außerhalb des Hauses. Setzen Sie sich selbst nicht unter Druck, auch wenn Sie von früher ein anderes Tempo kennen und von sich erwarten. Bedenken Sie, dass die Demenz Ihre Leistungsfähigkeit verändert. Lassen Sie sich auch nicht durch Ihr Umfeld unter Druck setzen. Nehmen Sie sich die Zeit, die Sie brauchen.

„Ich find mich noch zurecht. Ich fahre alleine durch die Stadt und geh' auch noch einholen. Aber ich brauche Zeit. Was ich früher eben nicht brauchte."

Herr Bernhard E., 76 Jahre

Zu viel Druck macht nervös – unabhängig davon, ob jemand eine Demenz hat oder nicht. Vor lauter Nervosität passieren dann Fehler. Das geht gesunden und kranken Menschen gleichermaßen so. Und Fehler erzeugen zusätzlich Stress. Deshalb ist es so wichtig, Druck herauszunehmen und Zeit einzuplanen.

„Also wenn gar zu viel Druck ist, dass man dies und das machen muss und noch was machen muss – dann werd ich doch schon mal 'n bisschen rappelig, oder wie ich das nennen soll. Ich denke: Verflixt noch mal, du wirst überhaupt nicht fertig."

Frau Gisela F., 83 Jahre

Wer kennt das nicht: das „Suchmännchen im Gehirn"! Manchmal sucht jemand verzweifelt nach einem Wort; dann schickt er sein „Suchmännchen" los und Tage später kommt es mit dem richtigen Wort aus der hintersten Hirnwindung hervor – zurück in sein Bewusstsein. Das ist ein interessantes Phänomen und hat auch mit Stress zu tun. Menschen mit Demenz erleben dieses Phänomen aufgrund ihrer Krankheit sehr viel häufiger, und das Suchmännchen reagiert besonders sensibel auf Stress. Wichtig ist: Entspannung trägt dazu bei, dass das Suchmännchen auch den richtigen Weg zurück ins Bewusstsein findet.

„Wenn ich Stress habe, dann ist es ganz aus. Aber wenn ich dann denke, ach, das fällt dir schon wieder ein, und bin hier beim Putzen, dann denk' ich: Mensch, ja, das heißt doch so und so. Dann ist es plötzlich da, ja? Aber warum ging das vorher nicht?"

Herr Bernhard E., 76 Jahre

> Alltägliche Aktivitäten, wie Einkaufen, Kochen, Zeitunglesen oder sich an Gesprächen beteiligen, fordern Ihr geistiges Leistungsvermögen. Tätigkeiten, die früher ganz selbstverständlich erledigt wurden, machen im Verlaufe einer Demenzerkrankung mehr Mühe. Folge ist, dass Sie schneller müde werden und längere Erholungsphasen benötigen. Nach außen hin wirken Sie passiver, ziehen sich vielleicht öfter zurück oder schlafen viel mehr. Gönnen Sie sich Ihre Ruhepausen, aber versuchen Sie trotzdem aktiv zu bleiben. Sollten Sie sich über einen längeren Zeitraum ständig müde, interesselos und niedergeschlagen fühlen, sprechen Sie mit Ihrem Arzt darüber. Es könnte eine depressive Krankheit vorliegen, die sich medikamentös gut behandeln lässt.

● Körperlich und geistig aktiv trotz Demenz

„Ich beweg' mich ja sehr viel. Und das heißt dann immer, Bewegung an der frischen Luft tut gut. Also ich spiel' regelmäßig Golf mit meinen Freunden. Dann bin ich auch immer mit dem Hund um den Schlachtensee rumgewandert. Zum Nikolassee. Einmal bin ich bis zum Schloss Glienicke gewandert."

Herr Konrad B., 58 Jahre

Gewohnheiten zu überprüfen heißt auch: feststellen, was alles noch möglich ist. Menschen mit Demenz neigen dazu, ihre Hobbys aufzugeben, weil sie Angst haben, ihre Gedächtnisstörungen könnten entdeckt werden.

> Reden Sie mit Ihren Mitmenschen über Ihre Krankheit. Sie werden feststellen, dass Sie meistens auf viel Verständnis stoßen. Dann brauchen Sie Ihre Gedächtnisstörungen auch nicht mehr zu verstecken. Sie gewinnen sehr viel, wenn Sie weiterhin aktiv am Leben teilnehmen. Und Sie verlieren sehr viel, wenn Sie sich zurückziehen.

„Aber da ich noch viel lese und fernsehe – also, ich nehm' am Leben teil. Wenn einer das nicht mehr macht, kann ich mir vorstellen, dass das dann weggeht. Aber ich interessiere mich ja auch noch für alles. Und lese und so weiter."

Frau Gisela F., 83 Jahre

Vielleicht können die alten Hobbys oder Interessen nicht mehr in gewohnter Weise fortgeführt werden. Zum Beispiel beim Lesen: Vielleicht sind klassische

Dramen oder Fachliteratur ein wenig zu kompliziert geworden, aber Zeitunglesen hält auch fit, regt an und informiert. Wichtig ist, Interessen zu bewahren – egal in welcher Form Sie ihnen nachgehen.

Ein anderes Beispiel ist das Malen: Menschen, die gerne und gut gemalt haben, können vielleicht nicht mehr so lange an der Staffelei stehen. Vielleicht haben die Bilder auch nicht mehr dieselbe Tiefe wie früher. Aber das Grundelement, das Malen, kann auch im Sitzen erhalten bleiben; dann müsste nur der Bildrahmen kleiner sein. Und auch wenn das Bild ein wenig plakativer geworden ist, ist es doch ein künstlerisch-kreativ geschaffenes Werk.

Das kreative handwerkliche Arbeiten kann für viele Menschen eine neue Entdeckung sein. Betroffene sollten herausfinden, was ihnen Freude machen könnte, damit sie weitgehend aktiv bleiben.

Auch Sport erfrischt, macht fit und hält den Geist jung. Außerdem lässt sich mit Sport wunderbar Stress abbauen. Und Sport ist eine sehr gute Möglichkeit zur Freizeitgestaltung. Es gibt zahlreiche Sportangebote für Senioren oder für altersgemischte Sportgruppen. Für ältere Menschen bieten sich abhängig von der körperlichen Verfassung Sportarten wie Yoga, Nordic Walking, Fahrradfahren oder Wassergymnastik an, vielleicht auch Rückengymnastik oder Paartanz. Bei der Angebotssuche helfen Volkshochschulen oder Krankenkassen weiter.

„Und dadurch geh' ich da auch sehr gegen an, dass ich nicht so viel vergesse. Ich – erst mal geh' ich zum Yoga."

Frau Hildegard H., 84 Jahre

Durch den Anschluss an Sport- oder Bastelgruppen lernen Sie neue Menschen kennen, vielleicht entstehen auch neue Freundschaften. Oder alte Freundschaften können gepflegt werden, wie zum Beispiel beim Kegeln oder beim Tanzen. Menschen mit Demenz sind hier gut integriert.

„Denn es hilft einem ja wirklich. Und ich sage, man kann ja nur hoffen, dass man immer wieder am Ball bleibt und dass man es wirklich so lange wie möglich rauszögert."

Frau Gabriele K., 54 Jahre

Geistig rege und aktiv zu bleiben heißt auch, die Krankheitsentwicklung ein wenig hinauszuzögern. Werden Informationen und Aktivitäten häufig wiederholt, lassen sie sich besser merken. Das kennt jeder Mensch. Und das ist auch bei Menschen mit Demenz im Frühstadium nicht anders. Hobbys nachzugehen ist deswegen sehr wichtig, vor allem, damit bestehende Fähigkeiten möglichst lange erhalten bleiben. Haben Betroffene jahrelang getanzt, werden sie die Schritte wesentlich langsamer vergessen, solange sie aktive Tänzer bleiben. Auch häufige Gespräche über gemeinsame Erlebnisse helfen, die Erinnerungen zu bewahren. Gerade mit dem Lebenspartner lässt sich gut in Erinnerungen schwelgen: „Weißt du noch, als du damals …"

„Man wiederholt ja auch vieles, ja? So dass man … wie sagt man … so ein bisschen behält."

Frau Margarethe A., 74 Jahre

Lässt sich unsere Hirnleistung verbessern? Das Gehirn kann nur eingeschränkt trainiert werden. Die Gehirnsubstanz lässt sich nicht wie Muskeln beim Fitnesstraining aufbauen. Stures Training gegen das Vergessen hilft bei Demenz wenig und mündet unweigerlich in Frustration. Wenn Telefonnummern nicht mehr behalten werden können, müssen sie aufgeschrieben werden. Es hilft dann auch nicht, jeden Tag 20 Minuten lang Zahlenreihen zu lernen oder rezeptfreie Mittel einzunehmen, auch wenn Fernsehwerbung oder Anzeigen in der Apothekenzeitschrift genau das versprechen. Gehirnsubstanz aufzubauen ist einfach nicht möglich. Um die Hirnleistung möglichst lange zu erhalten, gilt die Devise: Balance halten – sich fordern, aber nicht überfordern! Nur das tun, was möglich ist und Freude macht. Und das, was möglich ist, bewahren, solange es geht.

„Durch den Alltag komme ich schon. Ich meine, ich sitze deswegen nicht jeden Tag in der Wohnung. Ich geh' auf die Straße, ich gehe einkaufen, ich fahre mit der U-Bahn nach Tegel und solche Dinge."

Frau Margarethe A., 74 Jahre

● Organisiert durch den Alltag – Probleme erkennen und vorausschauend lösen

Freizeitaktivitäten bereichern den Tag. Um sich nicht zu überfordern, sollten Menschen mit Demenz nur wenige, aber dafür besonders schöne Aktivitäten auswählen. Außerdem sollten diese gut in die Struktur des Alltags passen. Praktisch ist es, wenn die Termine immer zur gleichen Zeit am gleichen Ort stattfinden. Spontane Aktionen produzieren häufig Stress, denn Betroffene müssen schnell reagieren – und Schnelligkeit ist ab einem gewissen Zeitpunkt nicht mehr ihre Stärke. Außerdem verunsichern neue Situationen, da Unbekanntes nicht schnell genug eingeschätzt werden kann. Zum Beispiel: Wie komme ich nach dem Theaterbesuch nach Hause? Wann fährt der letzte Bus? Oder: Bekomme ich noch ein Taxi nach dem Fußballspiel?

Ein gut strukturierter Alltag hilft, das innere Chaos zu bewältigen. Ein Tagesplan für jeden Wochentag gibt einen guten Überblick. Der Plan kann mit dem Frühstück beginnen und zum Beispiel mit einer Spätmahlzeit aufhören. Wenn er detailliert genug ist, könnte er gleichzeitig eine Art Checkliste sein. Zum Beispiel „8.00 Uhr Frühstück, anschließend Tabletteneinnahme", oder: „22.00 Uhr Spätmahlzeit, Tabletteneinnahme, Fernseher aus? Herd aus?" et cetera. Der Plan sollte gut sichtbar in der Wohnung aufgehängt werden.

„Ich hab' ja immer überall Blöcke zu liegen. Und wenn sie dann sagt, was ich dann einholen soll, muss ich das eben aufschreiben."

Herr Bernhard E., 76 Jahre

Überlegen Sie sich gemeinsam mit Angehörigen, welche Unterstützung Sie brauchen und in welcher Form. Versuchen Sie Probleme im Alltag wahrzunehmen und gemeinsam mit Angehörigen Lösungen zu finden. Wenn Sie schnell Datum und Wochentag vergessen, nehmen Sie zum Beispiel einen Kalender zur Hand und streichen dort jeden Tag ab. Oder benutzen Sie einen Funkwecker mit Datumsanzeige. So verlieren Sie nicht den Überblick.
Falls nötig, können noch weitere Checklisten aufgehängt werden. Zum Beispiel im Bad: Zähne putzen, Kleidung wechseln. Oder an der Wohnungstür, dann werden Sie daran erinnert, noch einmal alles Wichtige zu überprüfen, bevor Sie Ihre Wohnung verlassen. Auf der Checkliste

könnte zum Beispiel stehen: Herd ausgemacht? Fenster zu? Wasserhahn abgedreht? Licht ausgemacht? Schlüssel, Geld, Papiere eingesteckt? Adresse eingepackt? Passend zum Wetter angezogen? Busverbindung notiert?

Manche Menschen mit Demenz bevorzugen die direkte Unterstützung durch Angehörige oder Bekannte, wie zum Beispiel Anrufe zum Erinnern an Termine, Tabletteneinnahme oder Fernsehsendungen. Dann helfen Angehörige den Betroffenen quasi mit ihrem noch funktionierenden Gedächtnis aus. Und was spricht dagegen, die Hilfe anderer anzunehmen? Eigentlich nichts! Manchmal ist auch das dazugehörige kurze, persönliche Gespräch sehr erfrischend im gleichmäßigen Alltagstrott.

„Manchmal vergess' ich's, wenn ich es auch aufgeschrieben hab', wenn ich nicht nachgucke. Aber dadurch, dass ich immer wieder erinnert werde, dass man mich anruft, nicht? Also, meine Tochter ruft dann an: ‚Denke dran.'"
Frau Gisela F., 83 Jahre

Schriftliche Informationen können sehr hilfreich sein, denn sie unterstützen das schlechte Gedächtnis. Probleme treten dann auf, wenn die Informationen nicht mehr griffbereit sind, zum Beispiel weil Betroffene zu viele Zettel in der Tasche haben.

„Ich hab' nie Zettel in der Tasche gehabt. Ich hatte laufend einen kleinen Spiralblock … Hab mir alles aufgeschrieben."
Frau Gabriele K., 54 Jahre.

Versuchen Sie, stets gut sortiert zu bleiben. Benutzen Sie einen Kalender oder ein Ringbuch. Für unterwegs sind ein Taschenkalender oder ein kleiner Spiralblock sehr hilfreich. Überlegen Sie sich einen Platz, an dem Sie Ihre Notizen aufbewahren. Wenn Dinge immer an dem gleichen Platz sind, werden Sie nicht vergessen, wo Sie was finden.

Die Probleme sind oft sehr individuell, deshalb müssen auch individuelle Lösungen gefunden werden. Scheuen Sie sich nicht, Unterstützung bei der Problemlösung einzufordern.

● Gemeinsam sind wir stark – mit Unterstützung sicher durch den Alltag

Es gehört zum zwischenmenschlichen Miteinander, dass wir uns gegenseitig helfen. Jeder kennt Situationen, in denen er auf Hilfe angewiesen war. Und es ist meistens schön, diese Hilfe zu bekommen. Trotzdem fällt es Menschen mit Demenz manchmal schwer, Hilfe anzunehmen. Der Grund ist, dass sie dabei zugleich merken, wie stark ihre Fähigkeiten nachgelassen haben. Und auf seine eigenen Grenzen zu stoßen, geht oft mit negativen Gefühlen einher. Denn meistens sind Aufgaben betroffen, die der Kranke bislang mühelos alleine bewältigt hat: Eine Steuererklärung kann zum Beispiel auf einmal zu einem Rätsel werden.

Häufig übernehmen Angehörige automatisch Tätigkeiten, um die sich die Betroffenen bislang selbst gekümmert haben. Das ist ein schleichender Prozess, dessen sich viele gar nicht so bewusst werden. In der Regel entstehen dann auch keine großen Probleme.

„Die Frage stellt sich ja nicht, ob ich zurechtkomme oder nicht zurechtkomme. Meine Frau, die befühlt mich dann so lange, bis das geht."
Herr Walter J., 67 Jahre

Es kommt aber auch vor, dass der Verlust von Fähigkeiten deutlich bemerkt wird. Diese Defizite lassen sich nicht ändern und müssen deshalb akzeptiert werden, auch wenn das Selbstbewusstsein der Betroffenen dadurch einen Knacks erhält.
Das sollte im Ganzen dennoch nicht so negativ gesehen werden, denn im Grunde verdient ein Mensch mit Demenz besondere Anerkennung, weil er in der Lage ist, zu erkennen, wie seine Grenzen – aufgrund seiner Krankheit – neu abgesteckt wurden. Defizite, Probleme oder gar Fehler zuzugeben, ist für jeden schwer, unabhängig davon, ob er krank ist oder nicht. Vermutlich sind viele Menschen nicht in der Lage, ihre eigenen Grenzen richtig einzuschätzen.

Hilfe anzunehmen bedeutet deshalb nicht, hilflos zu sein oder ungewollt Schwäche zu zeigen. Hilfe annehmen weist auf eine innere Stärke hin, da Hilfe nur eingefordert wird, wenn Situationen richtig eingeschätzt und Probleme richtig erkannt wurden. Und es kann schön und erleichternd sein, Fürsorge zu erleben und sich auf die Unterstützung anderer verlassen zu können.

„Aber sonst, wenn ich ihren Kopp nicht hätte, dann würd' ich so manches vergessen."

Frau Gabriele K., 54 Jahre

Probleme treten auch dann auf, wenn ein Rollenwechsel stattfindet und Angehörige und Betroffene ungewollt in neue Rollen schlüpfen müssen. Manchmal werden die Eltern dann zu den Umsorgten und die Kinder zu den Umsorgenden. Dann müssen sich Eltern unter Umständen von ihren Kindern sagen lassen, was sie tun und was sie lieber lassen sollten. Das ist sowohl schwer zu verstehen als auch schwer zu akzeptieren und sorgt oft für Empörung.

„Also, was das Familienleben anbetrifft: Das ist sehr gut. Nur ich bin ein bisschen empfindlich geworden. Wenn manchmal meine Tochter sagt: ‚Mami, das musst du so machen', dann denk' ich: Ja, rede mal, ich mache das so, wie ich das möchte. Aber sonst ist eigentlich in der Familie alles in bester Ordnung. Dass man mal 'ne Diskussion hat, dass kommt ja überall vor, ne?"

Frau Gisela F., 83 Jahre

Ähnlich ist die Situation, wenn die Rollen zwischen den Partnern wechseln und zum Beispiel auf einmal die Lebensgefährtin der Chef im Hause ist.

Auch wenn es schwer fällt: Versuchen Sie, die Unterstützung anderer anzunehmen. Gemeinsam schaffen Sie so viel mehr als allein! Eine kluge Absprache hilft, Aufgaben bewusst zu teilen und vielleicht auch neu zu verteilen. Außerdem können Sie so zusätzliche Konflikte vermeiden, wie zum Beispiel: „Wieso warst du jetzt einkaufen, ich geh' doch sonst immer." Sprechen Sie sich bei der Alltagsbewältigung ab: Wer geht einkaufen? Wer holt die Zeitung? Wer macht das Frühstück? Wann wird von wem gekocht? Wer spült? – Es gibt sicher noch zahlreiche Beispiele in Ihrem Alltag. Beobachten Sie sich genau und versuchen Sie, die Aufgaben so zu verteilen, dass sich keiner überflüssig vorkommt oder überfordert ist. Versuchen Sie den Alltag gemeinsam zu bewältigen. Und bedenken Sie: Verantwortung abgeben hilft, Druck aus dem Alltag zu nehmen. Manche Arbeiten gehen zu zweit auch leichter von der Hand.

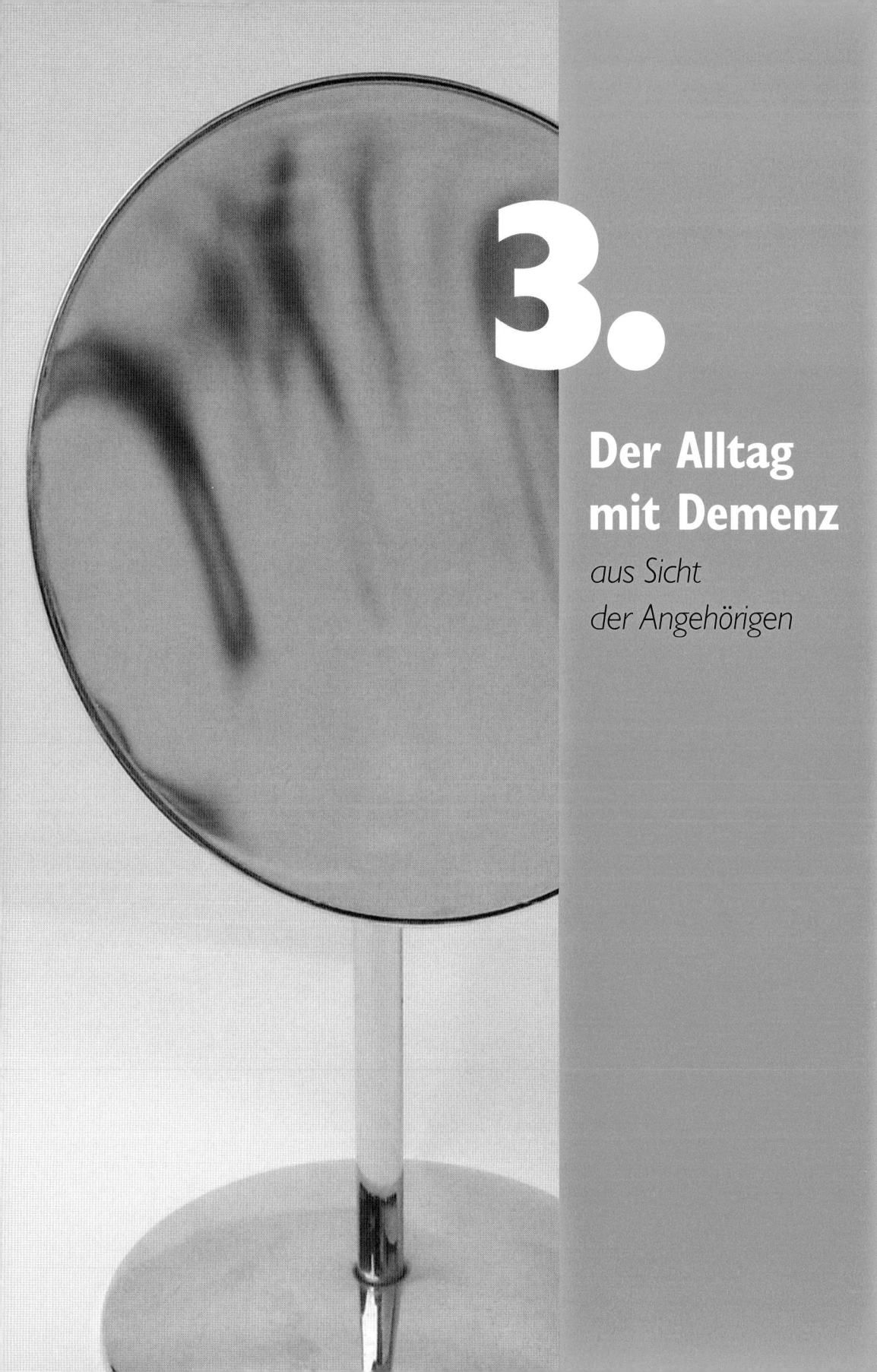

3.

Der Alltag mit Demenz

*aus Sicht
der Angehörigen*

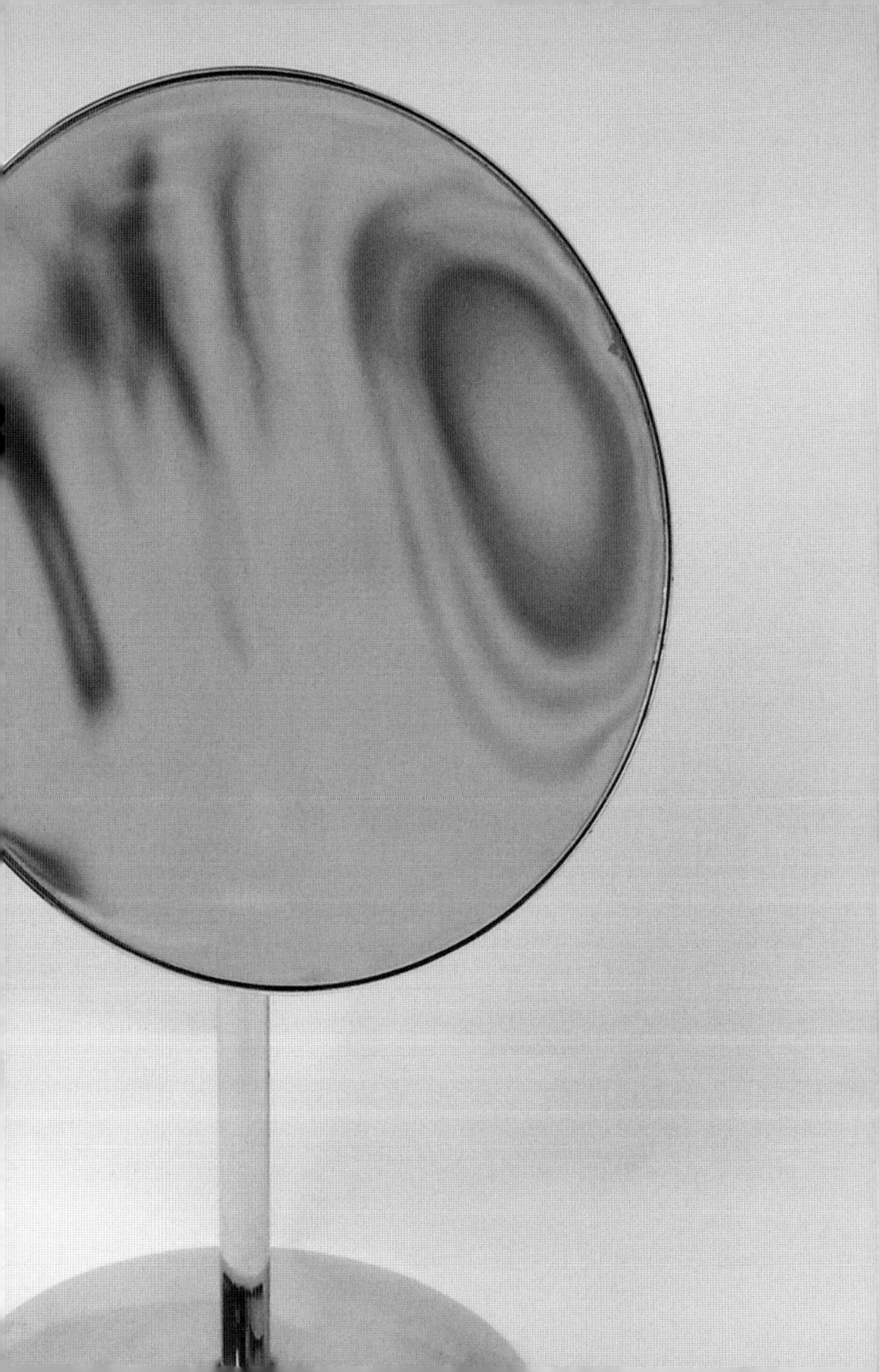

Wenn Menschen krank sind, erwarten sie in der Regel von anderen Verständnis für ihr Leiden. Es gibt Krankheiten, wie zum Beispiel einen Hexenschuss oder Zahnschmerzen, in die sich Außenstehende gut einfühlen können, weil sie sie selbst schon erlebt haben. Die Bedrohung, die mit schweren Erkrankungen wie Schlaganfall oder Krebs einhergeht, ist ebenfalls für die meisten Menschen nachvollziehbar. Bei psychischen Erkrankungen, wie zum Beispiel bei einer Depression, ist das schon schwieriger. Hier kann es sein, dass Betroffene Sätze hören wie: „Stell dich nicht so an!" oder: „ Du willst ja gar nicht gesund werden!"

In den vorangegangenen Kapiteln stand das Krankheitserleben von Menschen mit einer Demenz im Mittelpunkt. Jetzt geht es darum, wie die Angehörigen die Demenz erleben. Demenzerkrankungen gehen für die Angehörigen mit verschiedenen Belastungen einher. Belastend sind vor allem die verschiedenen Demenzsymptome, und davon ist die Gedächtnisstörung am offensichtlichsten.

„Denn meine Bekannte hat sich schon so ein bisschen zurückgezogen. Und mit Recht. Das belastet sie ja. Wenn ich dann immer dieselben Fragen stelle – oder erzähle wieder das Gleiche. Das ist für sie ja auch stark belastend." Herr Bernhard E., 76 Jahre

Stellen Sie sich vor, Sie haben eine Verabredung mit Freunden und fragen Ihren Ehepartner zum fünften Mal innerhalb einer Stunde, wann sie sich treffen wollten.
Wenn Ihr Ehepartner die Ursache der wiederholten Fragen kennt – ihm also Ihre Demenzerkrankung bewusst ist – wird er jedes Mal antworten, falls er Sie nicht mit Ihren Gedächtnisstörungen konfrontieren möchte. Es kann aber auch sein, dass ihm der Geduldsfaden reißt und er Ihnen verärgert sagt: „Das hab ich dir jetzt schon zum fünften Mal gesagt."

Es hilft, wenn Angehörige sich in ihren Partner hineinversetzen und mit ihm fühlen. Vielleicht ist es gar nicht so schlimm, eine kurze Antwort mehrere Male zu geben. Dann bleibt möglicherweise allen Beteiligten Ärger und Frustration erspart.

Veränderungen erschweren das Miteinander – Akzeptieren braucht Zeit

Die verschiedenen Demenzsymptome stellen für die allgemeine Alltagsbewältigung der Angehörigen eine Belastung dar. Angehörige, die sich über die Demenz informiert haben, können sich besser ins Krankheitserleben einfühlen und gehen viel verständnisvoller mit den Alltagsproblemen um. Aber auch sie brauchen Zeit, sich an die Demenzdiagnose zu gewöhnen und sie zu akzeptieren. Gerade zu Beginn einer Demenzerkrankung, vor allem wenn die Diagnose noch nicht gestellt wurde, machen beide Seiten aus Unwissenheit Fehler.

„Er hat immer eine Rechtfertigung. Wir haben uns auch gestritten, indem ich unwirsch ‚Warum?‘ gesagt hab‘ und: ‚Also, ich glaub‘s ja nicht. Stell dich doch nicht so an!‘ und so. Also es tut mir ja jetzt leid. Aber indem ich einfach nicht begriffen habe, dass das, woran es lag…“

Frau von Herrn Udo I.

Es gibt aber auch noch andere Gründe, warum das Miteinander schwierig werden kann. Menschen haben verschiedene Persönlichkeiten und Eigenschaften, die sich nur schwer ändern lassen. Es gibt Menschen, die schnell aufbrausen, ungeduldig sind oder zum Perfektionismus neigen. Sie werden mit Gedächtnisstörungen oder Fehlleistungen von Betroffenen, wie zum Beispiel mit wiederholten Fragen, mehr Probleme haben als andere Menschen. Dabei hilft es beiden Seiten, wenn Fehler nicht dramatisiert werden.

„Sie hatte schon zweimal Brötchen in der Mikrowelle verbrannt. Dann haben wir eine neue Mikrowelle gekauft, weil sie so gestunken hat. Aber ich denke, das sind so Sachen, die passieren einfach. Also, die hängen sicher mit ihrer Krankheit zusammen.“

Tochter von Frau Gisela F.

Menschen gehen mit Stress und psychischen Belastungen ganz unterschiedlich um. Das gilt auch für den Umgang mit der Demenzdiagnose. Manche nehmen sie einfach so hin, aber manchmal kann die Demenzdiagnose auch für Angehörige ein Schock sein. Denn auch sie müssen sich mit deutlichen Veränderungen und den damit einhergehenden Ängsten auseinandersetzen. Die Ängste sind vielschichtig. Angehörige befürchten zum Beispiel, neue Aufgaben übernehmen zu müssen oder einen gleichberechtigten Gesprächspartner zu verlieren. Sie verlieren manchmal die Aufmerksamkeit und Fürsorge des Partners. War der Mensch mit Demenz in der Beziehung bisher der Fels in der Brandung, kann der Angehörige seinen Halt verlieren. Deshalb muss auch er sich vollkommen neu orientieren und sein Leben umstellen.

Angehörige machen sich auch oftmals große Sorgen, wie der erkrankte Partner die Diagnose aufnimmt. Das führt mitunter dazu, dass sie Ärzte bitten, die Diagnose zu verschweigen. Im Einzelfall kann das richtig sein, grundsätzlich hat aber jeder Mensch ein Recht darauf, eine ihn betreffende Diagnose zu erfahren.

Trotz der großen Belastungen haben Betroffene und Angehörige gezeigt, dass sie nach einer gewissen Eingewöhnungszeit durchaus auch die Rollen tauschen beziehungsweise durch gemeinsames Anpacken die Probleme in den Griff bekommen können.

Konflikte wahrnehmen und bewältigen

Es gibt einige Bereiche im Alltag, die zwischen Menschen mit Demenz und ihren Angehörigen und Freunden verstärkt zu Konflikten führen. Dabei handelt es sich häufig um Situationen, die Betroffene nicht richtig wahrnehmen und bei denen sie die Folgen ihres Verhaltens unterschätzen. Zum Beispiel werden wichtige Aufgaben wegen Gedächtnisstörungen nicht erledigt, die Medikamenteneinnahme wird vergessen, finanzielle Anforderungen werden unterschätzt oder die Konzentration beim Autofahren lässt nach.

„Wenn ich sie frage: ,Kannst du nicht mal das und das machen?', dann sagt sie zunächst: ,Jetzt nicht.' Oder: ,Das mach ich morgen.' Ja, bis morgen hat sie es vergessen. Dann sag ich es wieder. – ,Gott, ja. Ich werd' es schon noch machen.' – Nicht? Da könnt' ich bald zerspringen."

Bekannte von Frau Gabriele K.

71

> **Versuchen Sie sich in dieser Situation in die Lage Ihres Angehörigen hineinzuversetzen. Angehörige haben oft das Gefühl, gegen eine Wand zu reden, wenn sie um etwas bitten und Sie die Tätigkeit auf einen späteren Zeitpunkt verschieben. Das Problem ist, dass Sie sich oftmals später nicht mehr an die Aufgabe erinnern können. Nehmen Sie die Anliegen Ihrer Angehörigen ernst. Das erspart viel an zermürbender Diskussion und Auseinandersetzung.**

● Thema Autofahren

Es gibt Tätigkeiten im Alltag, bei denen es keine gravierenden Folgen hat, wenn sie nicht oder nicht richtig erledigt werden. Wird die Wäsche in der Waschmaschine vergessen, muss sie noch einmal gewaschen werden. Das ist nicht weiter schlimm. Es gibt aber auch Tätigkeiten, die bei demenzbedingten Symptomen zu einer Gefährdung von Betroffenen und ihrem Umfeld führen können. Ein Beispiel ist das Autofahren. Die Fahreignung muss zu Beginn einer Demenzerkrankung noch nicht eingeschränkt sein. Im weiteren Verlauf ist aufgrund zunehmender Konzentrationsstörungen aber von einer Gefährdung auszugehen.

„Sie ist schon so schlecht gefahren, dass ich dachte, wenn ich neben ihr saß, ich bin lebensmüde. Aber ehe sie den Führerschein freiwillig abgibt … Das sagte jetzt auch unser Arzt. Wir gehen auch schon zwanzig Jahre zu demselben Hausarzt, und wir gehen da auch getrennt rein. Und ab und zu, da sprechen wir. ‚Na‘, sagt er, ‚wie ist es?‘ Und er kennt sie auch in- und auswendig. Und da sagt er auch: ‚Nee, Frau K. gibt den Führerschein nicht ab. Brauchen Sie nicht zu denken.‘ Und was will man machen? Ich muss es so hinnehmen und sagen, na ja, vielleicht geht's gut.
Bekannte von Frau Gabriele K.

> **Wenn Sie beim Autofahren vermehrt kritische Situationen wahrnehmen, oder wenn Sie von Mitfahrern beim Autofahren auf Fehler aufmerksam gemacht werden, sollten Sie sich unbedingt mit dem Thema Autofahren auseinandersetzen.**
>
> **Falls Sie glauben, dass die Sorgen überzogen sind, sprechen Sie mit anderen darüber, zum Beispiel mit Ihrem Arzt. Um eine weitere Meinung einzuholen, könnten Sie auch Ihre Fahreignung in einer Fahrschule überprüfen lassen. Nehmen Sie zur Ihrer eigenen Sicherheit und zur Si-**

cherheit anderer mindestens zweimal im Jahr eine Fahrstunde bei einem Fahrlehrer. So können Sie auch ausschließen, dass Ihre vielleicht überängstlichen Angehörigen Probleme vorwegnehmen, die noch gar nicht da sind.

Andererseits muss Ihnen klar sein, dass es ab einem bestimmten Zeitpunkt im Verlauf Ihrer Demenzerkrankung nicht mehr möglich sein wird, sicher Auto zu fahren. Lassen Sie sich zum Thema Fahreignung in Gedächtnissprechstunden oder bei Alzheimer-Gesellschaften beraten, auch über die Verfahren der zuständigen Verwaltungsbehörde (Medizinisch-psychologische Untersuchung MPU; TÜV-Fahrprüfer).

Diskussionen über die Fahreignung vernachlässigen immer wieder die Bedeutung des Autofahrens, gerade für die Selbstständigkeit von älteren Menschen. Auf dem Land sind öffentliche Verkehrsmittel nicht so verfügbar wie in der Stadt. Dennoch gibt es fast immer Alternativen. Vielleicht sind Taxifahrten in Kombination mit öffentlichen Verkehrsmitteln auf Dauer günstiger als der Unterhalt für ein Auto. Auch hier können Service- und Hilfsangebote das Leben mit einer Demenz erleichtern, wie zum Beispiel der Lieferservice von Supermärkten oder eine enge Absprache zwischen Familie und Freunden bezüglich Transport und Einkauf.

„Vorher bin ich schon nicht mehr so gefahren. Ich bin dann nur noch mal allein gefahren. Ich bin ja immer gefahren. Ich hab' ja auch keinen gefährdet. Aber ich hab' dann gesagt: ‚Mein Gott, so sicher …‘ Man merkt das ja dann selber – bin ich dann schnell auf die Bremse." Interviewerin: „Fühlten sie sich nicht mehr so sicher im Auto?" – „Nein. Hab' mir dann gesagt, ist besser, wenn ich nicht mehr fahre." Herr Bernhard E., 76 Jahre

Herr Bernhard E. berichtet über seinen Konflikt, weiterhin Auto zu fahren oder darauf zu verzichten. Er entscheidet sich letztendlich dagegen, obwohl es ihm schwerfällt. Für diese Haltung verdient er allen Respekt! Denn er hat sich gegen sein Autonomiebedürfnis und zugunsten seiner Mitmenschen entschieden. Und damit hat er – entgegen der vorherrschenden Meinung – bewiesen, dass Menschen mit Demenz urteilsfähig sind und Verantwortung übernehmen!

Im fortgeschrittenen Stadium einer Demenz ist der Betroffene definitiv nicht mehr in der Lage, Auto zu fahren. Auch Versicherungen verweigern im Schadensfall die Leistung, sollte ihnen bekannt werden, dass der Verursacher unter einer Demenz leidet. Bei einem Sachschaden ist zwar der Preis hoch, aber vielleicht noch tragbar. Was aber, wenn auch Personen zu Schaden kommen?

> **Der Schutz anderer Verkehrsteilnehmer sollte Ihnen wichtiger sein als Ihre Autonomie beim Autofahren. Die Demenzerkrankung kann Ihre Reaktionsfähigkeit vermindern. Sie können deshalb Unfälle vielleicht nicht verhindern, unabhängig davon, ob ein Unfall selbst- oder fremdverschuldet ist – wie zum Beispiel bei spielenden Kindern, die plötzlich auf die Straße laufen.**

● Thema Medikamenteneinnahme

Mit zunehmendem Alter erhöht sich bei vielen Menschen auch die Anzahl an Medikamenten, zum Beispiel gegen hohen Blutdruck oder Herzbeschwerden. Diese Medikamente sind oftmals lebenswichtig, und eine unregelmäßige Einnahme kann erhebliche gesundheitliche Schäden mit sich bringen. Natürlich vergessen manchmal auch Menschen, die nicht an einer Demenz erkrankt sind, ihre Medikamente einzunehmen. Die Gefahr, dass Medikamente nicht regelmäßig oder falsch eingenommen werden, ist aber bei einer Demenz weitaus größer. Zu einer Gefährdung der Gesundheit kann auch die doppelte Einnahme von Medikamenten führen, wenn der Betroffene vergessen hat, dass er die Tablette bereits genommen hatte.

Außerdem ist die Medikamenteneinnahme oftmals ein Konfliktpunkt zwischen Betroffenen und Angehörigen. Die Ehefrau von Herrn Udo I. beschreibt den Konflikt anschaulich:

„Oder ich sagte wütend: ‚Was machst du!‘, wenn der Blutdruck rasend hoch war. ‚Nimmst du deine Pillen?‘ Und er sagte: ‚Kümmere dich nicht.‘ Ein Satz, den ich hasse, weil ich ja immer mit drinhänge. ‚Kümmere dich nicht!‘ Und ich habe dann aber gedacht, ich kann das nicht machen. Ich muss – wir müssen das jetzt so weit kommen lassen, bis er selber erkennt: Mach du das mal. Oder bis er eben einfach entscheidet: Jetzt mach’ ich meine eigenen Sachen nicht mehr. Aber ich hab’ immer versucht, seine Würde zu erhalten."

Frau von Herrn Udo I.

● Thema Finanzen

Das Hauptproblem beim Thema Finanzen und Demenz ist, dass Menschen mit Demenz das Rechnen zunehmend schwerer fällt. Daher verlieren sie schnell den Überblick, wie viel sie ausgegeben haben. Daraus kann folgen, dass sie sich entweder kaum das Nötigste leisten oder sich hoch verschulden. Unter Umständen kann die Verschuldung so hoch sein, dass neue existenzielle Probleme entstehen. Zum Beispiel war Herr Walter J. Unternehmer, aber aufgrund seiner Demenz ging seine Firma in Konkurs.

„Man konnte es daran erkennen: Die Konten waren immer mehr überzogen. Spielt ja auch dann eine Rolle, dass Kredite gekündigt wurden, und dann kommt man natürlich ins Grübeln."

Herr Walter J., 67 Jahre

Angehörige stehen häufig im Konflikt, dass sie weder die Ausgaben der Betroffenen überprüfen können und dürfen noch ihnen den Umgang mit Geld und Geschäften verbieten können.

„Was etwas tragisch ist: Dass sie unter irgendeinem Kaufzwang leidet. Also, sie kauft unnötige Sachen, und die Folge davon ist, dass sie hier ihren Anteil an Miete und allem nicht mehr bezahlen kann."

Bekannte von Frau Gabriele K.

Problematisch wird die Situation dann, wenn Rechnungen nicht bezahlt werden, oder wenn sie doppelt oder dreifach bezahlt werden, wenn wichtige Papiere verloren gehen, oder wenn Betroffene auf betrügerische Haustürgeschäfte eingehen und sich von vermeintlichen Schnäppchen im Internet vefÜhren lassen.

„Aber ich hab' doch keine Handhabe, und sie ist nicht entmündigt. Und ich kann sie ja nicht hindern, hinzugehen und Geld abzuholen. Und dann mal irgendwas zu kaufen. Manchmal ist es ja auch etwas, was sie tatsächlich braucht."

Bekannte von Frau Gabriele K.

● Thema Körperpflege

Während das Autofahren oder die Medikamenteneinnahme bereits in früheren Stadien der Demenz ein Problem darstellen können, ist beim äußeren Erscheinungsbild und der Körperpflege nicht von einer unmittelbaren Gefahr auszugehen. Dennoch entfaltet dieses Thema im Verlauf der Demenzerkrankung bei vielen ein großes Konfliktpotenzial.

In der Regel versuchen Angehörige, ihre demenzkranken Familienmitglieder zu schützen. Sie fordern zum Beispiel Betroffene auf, ihre Kleidung zu wechseln. Oder sie stecken die Lieblingsjacke einfach in die Waschmaschine. Diese Handlungen sollten nicht als eine Entmündigung verstanden werden. Meistens ist es fürsorglich gemeint und eher als ein Versuch zu verstehen, die Würde des Betroffenen zu schützen.

Es kann nämlich sein, dass dieser einfach vergessen hat, wie lange er Jacke oder Hemd schon trägt. Manchmal riecht die Kleidung verschwitzt, ohne dass derjenige es selbst merkt. Selbstverständlich kommt das nicht nur bei Menschen mit Demenz vor, aber bei ihnen wird es kritischer beobachtet. Bei alten Menschen lässt generell der Geruchssinn nach; dies ist ein natürlicher Abbauprozess. Deshalb versuchen Angehörige, verstärkt auf Körperhygiene und saubere Kleidung ihrer demenzkranken Familienmitglieder zu achten. Niemand sieht seine Familienmitglieder gerne in schmuddeliger oder verschwitzter Kleidung.

> **Menschen mit einer beginnenden Demenz haben selten Schwierigkeiten bezüglich Körperhygiene oder Kleidung. Sollten Sie sich dennoch nicht sicher damit sein, versuchen Sie, Regeln aufzustellen. Legen Sie zum Beispiel den Mittwoch und den Sonntag als Badetage oder Duschtage fest. Auch Checklisten für jeden Tag können Ihnen zusätzliche Sicherheit verschaffen. Zum Beispiel könnte darauf stehen, an welchen Tagen Sie Ihre Kleidung komplett wechseln.**

● Thema Ernährung

Das Thema Ernährung spielt meist in den fortgeschrittenen Stadien der Demenzerkrankung eine größere Rolle. Dennoch kann es auch in frühen Stadien zu Fehl- oder Mangelernährung und vor allem zu gesundheitlichen Problemen aufgrund von Flüssigkeitsmangel kommen. Im Alter lässt das Durstgefühl nach. Dies hat insbesondere bei Menschen mit einer Demenz fatale Folgen, da sie besonders sensibel auf Flüssigkeitsmangel reagieren. Gerade in heißen Sommermonaten werden Betroffene mit akuten Verwirrtheitszuständen in Krankenhäuser eingeliefert, weil sie zu wenig Wasser getrunken haben.

Das Hunger- und Sättigungsgefühl kann sich im Laufe einer Demenz ebenfalls verändern. Menschen mit Demenz können sich nicht mehr so auf die Signale des Körpers verlassen. Manche Menschen vergessen schlichtweg, rechtzeitig etwas zu essen, andere wiederum vergessen, dass sie vor einer halben Stunde bereits etwas gegessen haben. Folgen können deutliche Gewichtsveränderungen und Mangelzustände sein, die entweder zusätzliche körperliche Erkrankungen, wie erhöhten Blutzucker oder Herzerkrankungen infolge erhöhter Blutfettwerte und Übergewicht, zur Folge haben oder sich direkt auf die geistige Leistungsfähigkeit auswirken können.

Achten Sie unbedingt auf eine regelmäßige Flüssigkeitszufuhr und regelmäßige und abwechslungsreiche Ernährung. Mangel- und Fehlernährung schaden Ihrer Gesundheit und können zusätzlich zur Demenz zu erheblichen geistigen Defiziten führen. Stellen Sie an Orten in Ihrer Wohnung, an denen Sie sich oft aufhalten, Wasserflaschen auf. Beherzigen Sie die Aufforderungen und Ratschläge von Angehörigen oder anderen Personen, dass Sie mehr trinken sollen. Auch hier ist eine feste Tagesstruktur eine große Hilfe. Nehmen Sie immer zu den gleichen Tageszeiten Ihre Mahlzeiten ein. Ist das Kochen zu mühsam, bestellen Sie sich Essen über den fahrbaren Mittagstisch. Und nicht zuletzt: Gutes Essen, am besten in schöner Gesellschaft, fördert die Lebensqualität und das Wohlbefinden.

Ob Autofahren, Medikamenteneinnahme, Körperpflege oder die Regelung von geschäftlichen Angelegenheiten – es geht immer um Autonomiebereiche. Kein Mensch lässt sich gerne die Verantwortung für sein Leben aus der Hand nehmen. Jeder möchte eigenverantwortlich entscheiden, was er tut oder lässt.

Es gibt sicherlich auch Angehörige, die überfürsorglich bestimmte Autonomiebereiche beschneiden, obwohl es noch nicht notwendig ist. Häufig aber haben die Angehörigen mit ihrer Einschätzung Recht.

Selbst wenn Sie Vorstandschef der Deutschen Bank waren – eine Demenz kann Ihre Fähigkeit, zu rechnen oder komplizierte Sachverhalte zu überblicken, einschränken. Bitten Sie eine Person ihres Vertrauens, Ihnen bei den Finanzen zu helfen, und nehmen Sie Einwände ernst. Sie könnten Arzt sein, aber auch dann können demenzbedingte Gedächtnisstörungen Ihre selbstständige Medikamenteneinnahme gefährden. Vertrauen Sie auch hier Ihren Angehörigen oder eventuell auch professionellen Helfern aus der Krankenpflege.

Alle Beteiligten müssen sich bewusst machen, dass die Demenzerkrankung immer wieder neue Beeinträchtigungen mit sich bringt und es somit auch immer wieder zu neuen Verlusterfahrungen kommt. Die Schlüssel für die Bewältigung sind hier gegenseitiges Verständnis und vor allem ein permanenter Austausch über die Probleme.

Falls immer wieder Probleme auftauchen und diese zu andauernden psychischen Belastungen beziehungsweise depressiven Symptomen führen, sollten Betroffene und Angehörige professionelle Hilfe und Rat einholen – in Form von psychotherapeutischen Einzel- oder Gruppenangeboten oder Selbsthilfegruppen. Informieren Sie sich bei Ihren regionalen Alzheimer-Gesellschaften über Unterstützungsangebote; es wird allen Beteiligten helfen.

Was Angehörige tun können – was sich Menschen mit Demenz wünschen

In diesem Kapitel möchten wir aufzeigen, wie wichtig es ist, die Welt eines Menschen mit Demenz mit seinen Augen zu sehen. Angehörige können den Betroffenen direkt und indirekt helfen.

● Verständnis für die Krankheit aufbringen

Die modernen Medien erleichtern die Informationssuche über bestimmte Krankheiten. Menschen nutzen das Internet, den Fernseher oder auch Zeitungen und Magazine, um sich über Krankheiten zu informieren. Darüber hinaus gibt es eine Fülle an Büchern, Broschüren und Ratgebern über Demenzerkrankungen. Die meisten dieser Informationsquellen beziehen sich auf die fortgeschrittenen Stadien einer Demenz, die sich deutlich anders äußern als das frühe Stadium, in dem ein weitgehend selbstbestimmtes Leben möglich ist. Dadurch werden Menschen im frühen Stadium einer Demenz mit Menschen in späteren Stadien gleichgesetzt. Ein Resultat kann sein, dass ihnen eine generelle Krankheitseinsicht oder aber auch der Leidensdruck abgesprochen werden.

„Also ich muss Ihnen sagen, da hab ich so ein' Bericht gelesen über Demenzkranke und Alzheimer. Manche wissen gar nicht, was Demenz ist. Ist ja Alzheimer, ist ja genau das Gleiche. Und dass die Menschen in ihrer Welt leben und noch gesund sind. Da haben nur die Angehörigen Probleme, die werden krank, die werden dadurch krank. Was ein anderer Mensch, der Krebs hat, der das hat, da leiden die Menschen selbst. Aber mein Mann leidet nicht."
Lebensgefährtin von Herrn Bernhard E.

Die Einstellung von Frau E. führt dazu, dass sie ihren Lebensgefährten ständig mit seinen Defiziten konfrontiert. Er leidet unter seiner Demenz, auch wenn seine Lebensgefährtin das nicht erkennt. Seine psychische Belastung steigt, und er wehrt sich vehement gegen die ständige Kritik:

„Bin dann einfach drüber weggegangen und hab' es weggesteckt. Und jetzt, durch meine Krankheit und die Angst was zu vergessen, hab' ich schon zweimal ein bisschen überreagiert. Hab' es ausgesprochen. Habe gesagt: ‚Dann geh' ich eben! Dann hau ich ab!' Tür zu und bin dann gegangen, ja? Na ja. Und das legt sie natürlich zu meinen Ungunsten aus. ‚Das hast du früher nie gemacht, da kannst du mal sehen, wie krank du bist.' Das krieg' ich dann immer zu hören."

Herr Bernhard E., 76 Jahre

Wir haben uns bewusst für dieses Negativbeispiel entschieden, um deutlich zu machen, dass Vorstellungen über eine Krankheit und über das Krankheitserleben der Betroffenen direkt das Verhalten beeinflussen: Menschen mit einer Demenz sind nicht einfach aggressiv, weil es als Symptom zur Demenzerkrankung gehört, wie zum Beispiel das Fieber zu einer Grippe.

Wenn sich Menschen nicht annähernd in die Situation des anderen hineinversetzen können, haben sie auch Probleme, die Reaktion richtig zu deuten. Das führt zu Verhaltensmustern, die bestimmte Situationen eskalieren lassen. Wenn Außenstehende aber nachvollziehen können, wie schwer es ist, mit Fehlern und Unvermögen zu leben, dann gestehen sie den Betroffenen auch ein Recht auf Fehler- und Krankheitsverleugnung zu.

● Recht auf Krankheitsverleugnung einräumen

In Kapitel 2 haben wir beschrieben, dass gerade nach der Diagnosestellung verstärkt Verleugnungsprozesse auftreten. Das gilt nicht nur für die Betroffen, sondern auch für ihre Angehörigen. Symptome oder die Krankheit zu verdrängen hilft – gerade kurz nach der Diagnosestellung –, den anfänglichen Schock zu überwinden. Diese Art der Verarbeitung sollte jedem zugestanden werden, egal ob es sich um eine Demenzerkrankung oder um eine andere bedrohliche Krankheit wie Krebs oder Aids handelt.

„Ich hab' mir jetzt tatsächlich auch überlegt, dass es am besten ist, zu ihm zu sagen: ‚Es ist alles in Ordnung, du hast allerdings ein Problem mit deinem Kurzzeitgedächtnis und deswegen nimmst du deine Medikamente.' Weil es das ist, was er ja selber auch erkennt und auch so sieht. Und ansonsten ist es eben auch wichtig, dass man drauf hinweist, dass er sein ganz normales Leben weiterführen kann. Das, denk' ich, ist auch sehr wichtig."

Tochter von Herrn Franz G.

Oft ist es schon hilfreich, anfangs Begriffe wie „Demenz" oder „Alzheimer" zu vermeiden und stattdessen von Gedächtnisstörungen zu sprechen. Oder bei einer Alzheimererkrankung von einer Demenz zu sprechen; denn häufig hören Menschen mit Alzheimer lieber, dass sie eine Demenz haben, als dass sie an Alzheimer erkrankt sind – was ja eine Untergruppe der Demenzerkrankungen ist. Grund ist, dass viele Menschen diese Begriffe mit Schreckensbildern von weit fortgeschrittenen Demenzstadien verbinden.

Es geht aber nicht nur um die Wahl der richtigen Worte, sondern auch darum, wie oft Menschen mit Demenz im alltäglichen Leben mit ihren Defiziten konfrontiert werden.

● Konfrontationen mit Fehlern vermeiden

Es gibt wohl kaum einen Menschen, der sich bei Kritik und der Konfrontation mit Fehlern nicht dagegen wehrt. Wobei die Reaktionen sehr unterschiedlich sein können. Manche Menschen waren schon immer sehr empfindlich bei Kritik, andere können sie relativ gelassen hinnehmen. Warum sollte das bei Menschen mit Demenz anders sein? Die meisten Menschen wollen vor anderen gut dastehen. Wenn Menschen mit Demenz Fehler vertuschen oder ihre Leistungen und ihre Selbstständigkeit im Alltag besonders hervorheben, wird ihnen oftmals der Aufbau einer Fassade vorgeworfen. Außenstehende greifen die positive Selbstdarstellung an – aber nicht unbedingt absichtlich; es geschieht oftmals unbewusst. Zum Beispiel, indem sie sagen: „Das stimmt doch nicht, das hast du doch gar nicht alleine gemacht!", oder: „Das kannst du doch gar nicht mehr."

An dieser Stelle sollte sich jede/r fragen, wie er/sie mit Kritik umgeht. Viele reagieren auf Kritik gekränkt, streiten Fehler ab oder rationalisieren. Wie viele Menschen nehmen Kritik gelassen hin und sagen: „Ja, du hast Recht"? Angehörige, Freunde und Professionelle sollten versuchen, nicht jedes Unvermögen von Menschen mit Demenz zu kommentieren oder Versuche zur positiven Selbstdarstellung zu vereiteln. Bloßstellungen sind besonders kränkend. Warum soll eine Hausfrau nicht erzählen, dass sie noch alles alleine macht, auch wenn es nicht stimmt? Nichts sagen hilft, ihr Selbstvertrauen zu stärken.

Sollte es zu Beschuldigungen kommen, zum Beispiel bei verlegten Gegenständen, können Angehörige an ihre Grenzen geraten. Keiner lässt sich gerne als Dieb beschimpfen. Diskussionen bringen aber selten etwas. Der aus solchen Situationen resultierende Streit verschlechtert die Stimmung, ohne dass sich an der Ausgangssituation etwas ändert. Vielleicht hilft es, bei solchen Diskussionen einfach den Raum zu verlassen und nicht auf die zermürbenden Vorwürfe einzugehen. Während die Angehörigen dann versuchen, tief durchzuatmen und sich zu beruhigen, haben die demenzkranken Menschen das Thema oft schon wieder beiseite gelegt.

„Ich kann nicht sagen, dass wir hier Zank und Streit haben. Das sowieso nicht, aber es gibt schon mal Meinungsverschiedenheiten. Und ich hab' jetzt gelernt, dass ich dreimal schlucke, und dann hat sich der Fall erledigt. Wenn ich da jetzt drauf eingehe oder sie da festnagle mit irgendwas, das bringt gar nichts. Das Gegenteil, umso verwirrter und umso unglücklicher wird sie. Und dann lass' ich das sein. Dann fang ich ein ganz anderes Thema an. Und wenn ich was will, dann versuch' ich es auf einer anderen Schiene wieder. Das klappt eigentlich ganz gut."

Ehemann von Frau Hildegard H.

Natürlich ist es nur allzu menschlich, wenn der Geduldsfaden mal reißt. Angehörige können weder alles schlucken, noch können oder dürfen sie Defizitkonfrontationen immer verhindern. Dennoch kann ein umsichtiges Verhalten viel zum harmonischen Zusammenleben beitragen. Das fördert die Lebensqualität aller Beteiligten.

● Recht auf Fehler einräumen

Menschen mit Demenz haben große Angst vor Fehlern und Missgeschicken. Sie befürchten, ihnen könnten Aufgaben oder Aktivitäten entzogen werden. Wenn zum Beispiel das Einkaufen oder Kochen nicht mehr so gut klappt, übernehmen Angehörige diese Tätigkeiten. Sie möchten vermeiden, dass Betroffene sich selbst oder andere gefährden. Auch wenn dahinter häufig beste Absichten stehen, ist es nicht immer notwendig. Denn ein Fehler bedeutet noch lange nicht, dass die Tätigkeit gar nicht mehr ausgeführt werden kann. Manchmal treten Fehler vor allem an schlechten Tagen auf. Dann kann es passieren, dass den Betroffenen der Topf anbrennt, oder dass sie in unbekannter Gegend die Orientierung verlieren. Einmalige Fehler dürfen nicht generalisiert werden. Auch ein Mensch mit Demenz hat eine zweite und dritte Chance verdient. Natürlich ist es nicht einfach, einzuschätzen, welche Aufgaben Menschen mit Demenz weiterhin selbst übernehmen sollten. Wichtig dabei ist zu überlegen, ob das eigene Verhalten nicht überfürsorglich oder überängstlich ist – etwa wenn der Betroffene zum Beispiel nicht mehr alleine Bus fahren darf, nur weil er einmal falsch ausgestiegen ist.

„Dass ich was vergesse, das merk' ich ja selbst, nicht? Früher hat sie zu mir gesagt: ‚Geh mal schnell zu Kaisers und hol mal das', und so. Da brauchte ich keinen Zettel und jetzt muss ich mir alles aufschreiben. Da merk' ich ja, dass ich vergesslich bin. Aber wenn sie es einem immer noch auf das Butterbrot schmieren: ‚Das behältst du sowieso nicht. Gib mal her, dass mach ich …'"

Herr Bernhard E., 76 Jahre.

Den Handlungsspielraum unangemessen zu reduzieren hat unter Umständen zur Folge, dass Betroffene geistig schneller abbauen; außerdem nagt es an ihrem Selbstvertrauen. Es muss eine Balance zwischen Fordern und Fördern gefunden werden. Viele Aufgaben lassen sich mit kleinen Hilfestellungen für lange Zeit bewältigen.

● Kompetenzgefühl vermitteln

Probleme und Belastungen im Zusammenhang mit der Demenzerkrankung führen bei manchen Angehörigen dazu, dass sie nur noch die Defizite sehen – obwohl noch viele Sachen funktionieren. Es ist wichtig, diesen Fähigkeiten genauso viel Aufmerksamkeit zu schenken. Betroffene wollen nicht nur hören, was sie falsch machen, sondern auch, was sie noch können und gut machen. Ihrer Defizite sind sie sich im Frühstadium ausreichend bewusst.

Außerdem: Je mehr ein Mensch mit Demenz in seinen Fähigkeiten bestärkt wird, desto weniger muss er seine Defizite abstreiten. Das lässt sich so verstehen: Wird ein Betroffener ständig mit seinen Defiziten konfrontiert, sinkt das Selbstwertgefühl. Ein Kompensationsmechanismus ist dann, dass Fehler oder Defizite komplett abgestritten werden. Werden Menschen in ihren Fähigkeiten bestärkt, steigt das Selbstwertgefühl. Und bei einem hohen Selbstwertgefühl steigen auch Fähigkeit und Wille, Defizite zu erkennen und Kritik anzunehmen.

Zum Beispiel geht die Ehefrau von Herrn Franz G., einem ehemaligen Professor, mit ihrem Ehemann regelmäßig in eine Fachbuchhandlung. Manchmal kauft er ein aktuelles Fachbuch. Er kann die darin enthaltenen Informationen zwar nicht mehr speichern und verarbeiten, aber er wird allein durch den Einkauf immer wieder an seine Fähigkeiten als Wissenschaftler erinnert. Er erlebt den Einkauf als eine Wertschätzung seiner Person: Nicht die aktuellen Defizite stehen im Vordergrund, sondern seine Lebensleistung. Hier darf nicht sorglos vom Aufbau einer Fassade gesprochen werden. Ein anderes Beispiel ist Frau Hildegard H. Sie betont immer wieder, dass sie ihren Haushalt alleine bewältigt. Der Ehemann widerspricht ihr nicht, im Gegenteil, er lobt ihre Kochkünste und hilft ihr im gesamten Haushalt, ohne dass sie es merkt. Er versucht mit diesen Strategien ihr Selbstbewusstsein und ihr Selbstwertgefühl zu fördern. Kompetenzgefühl kann vermittelt werden, wenn Betroffene die Möglichkeit erhalten, Fähigkeiten, Leistungen oder Wissen aus ihrer Vergangenheit abzurufen. Hier können sich Betroffene als kompetente Gesprächspartner zeigen, ebenso wie in Gesprächen über Politik, Haushalt, Kindererziehung oder die eigene Lebenserfahrung. Außerdem haben sie dann seltener das Gefühl, nutz- und wertlos zu sein.

„Sein Gedächtnis, sein Langzeitgedächtnis ist noch sehr in Ordnung – muss ich sagen. Er erzählt mir Gedichte, wo ich vielleicht die Anfangsstrophe kenne. Und er rappelt das durch bis zum Ende. Oder bei Liedern ist das genauso, er kennt sämtliche Strophen noch auswendig. Ja, und dann wird er natürlich auch gelobt. Ist doch klar: „„Oh, ich bin dumm und du kannst das!"'

Ehefrau von Herrn Walter J.

Natürlich ist es nicht einfach, sich in der täglichen Auseinandersetzung mit dieser Erkrankung auf positive Aspekte zu besinnen. Kommen bei den gesunden Angehörigen noch demenzunabhängige Stressfaktoren hinzu, wie körperliche Erkrankungen, finanzielle Sorgen oder Stress am Arbeitsplatz, werden diese psychischen Belastungen womöglich vorschnell mit dem kranken Familienmitglied in Verbindung gebracht. Angehörige müssen sich dies stets vor Augen führen, denn eine erhöhte psychische Belastung führt dazu, dass die negativen Aspekte der Demenzerkrankung verstärkt wahrgenommen werden. Dabei können verschiedene Hilfs- und Unterstützungsangebote für Betroffene und Angehörige neue Perspektiven und Hilfen aufzeigen.

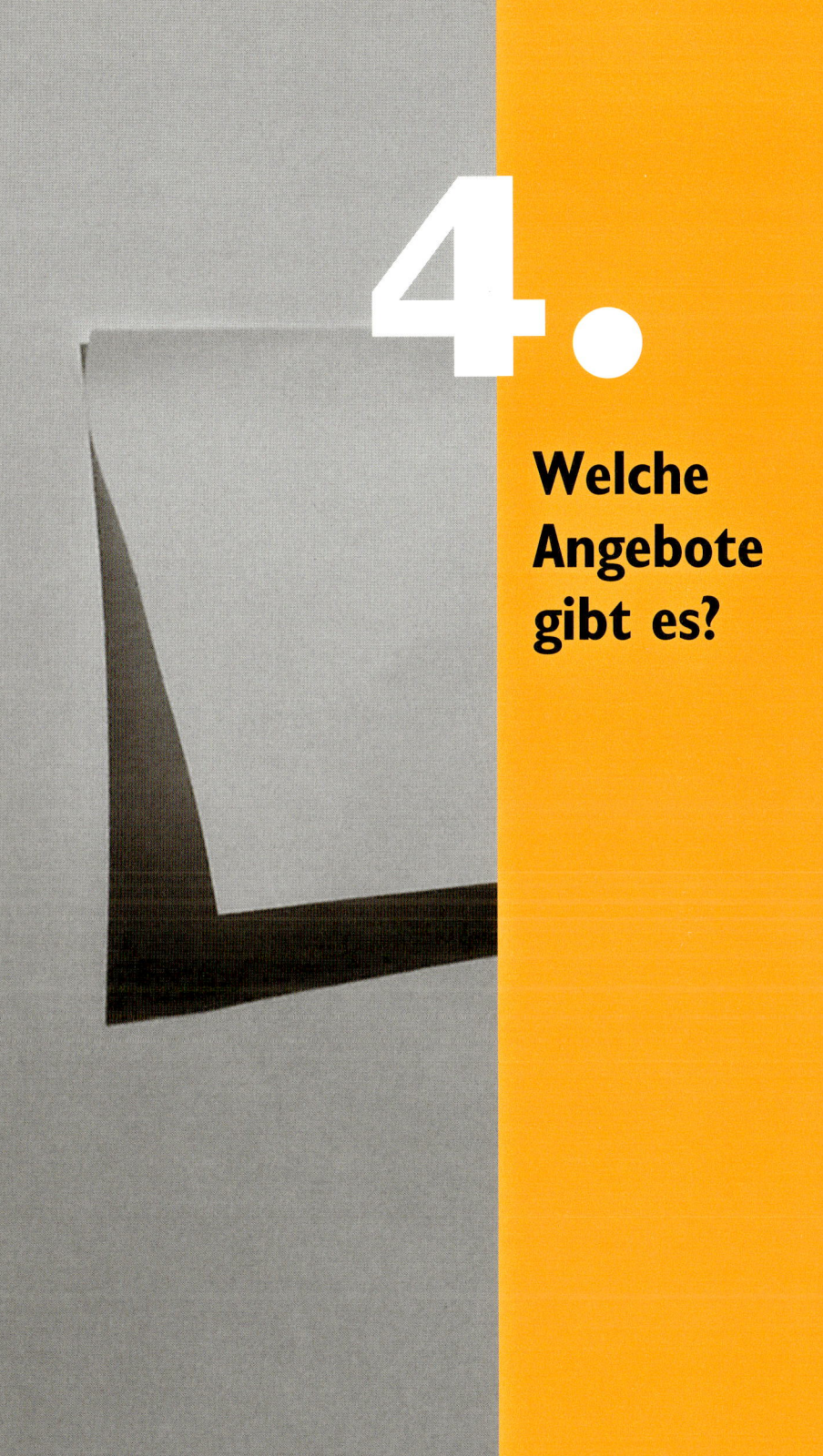

4.

Welche Angebote gibt es?

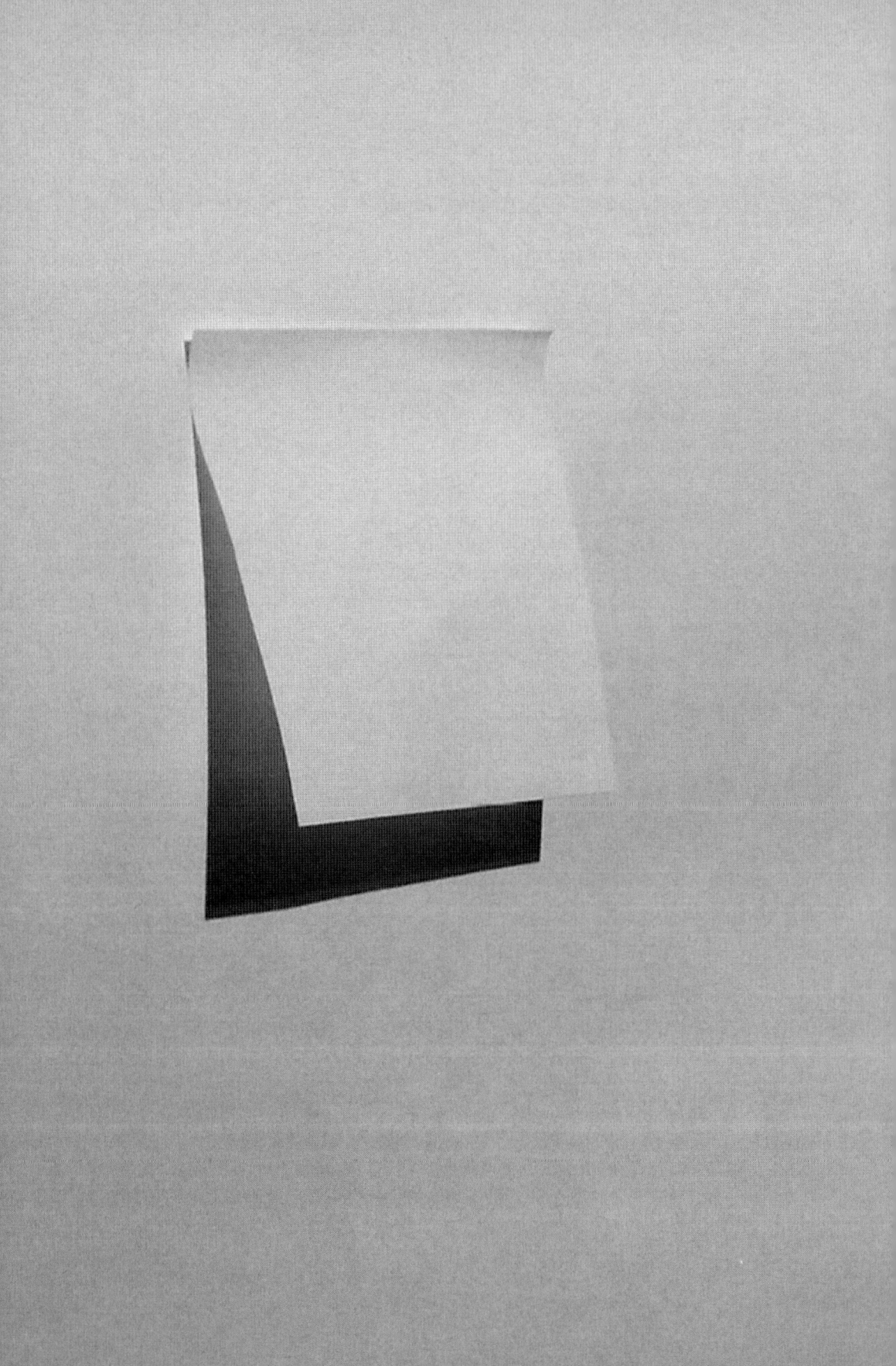

Beratungen

Zunächst ist es wichtig, sich möglichst früh über Hilfen und Unterstützungsangebote zu informieren. Dazu dienen Psychosoziale Beratungsstellen – das sind unterschiedliche Anlaufstellen, die eines gemeinsam haben: Sie sind für Menschen gedacht, die aufgrund von Krankheiten, Krisen oder Behinderungen Hilfe suchen. Eine erste Anlaufstelle kann Ihr Arzt oder eine Beratungsstelle der Wohlfahrtsverbände sein. Manchmal gibt es auch psychosoziale Dienste der Gemeinde beziehungsweise Stadtverwaltung; Anlaufstellen können auch Sozialdienste von Krankenhäusern sein.

Versuchen Sie, in Ihrer Nähe eine Psychosoziale Beratungsstelle zu finden, indem Sie überall nachfragen, zum Beispiel in Ihrem Krankenhaus, bei Ihrem Arzt oder bei einer häuslichen Krankenpflegestation. Außerdem finden Sie im Anhang eine Liste von regionalen Alzheimer-Gesellschaften und anderen Organisationen, die sich mit dem Thema Demenz befassen. Ebenfalls finden Sie im Anhang eine Adressenliste von Gedächtnisambulanzen.

Gedächtnisambulanzen sind Anlaufstellen für Menschen mit Gedächtnisproblemen – unabhängig von der Diagnosestellung – und für Ihre Angehörigen. Sie beraten und unterstützen rund um das Thema Demenz; Schwerpunkt ist die medizinische Betreuung. Dazu gehören diagnostische Untersuchungen, um einerseits die richtige Demenzform herauszufinden und andererseits eine entsprechende Therapie einzuleiten. Außerdem erhalten Betroffene dort allgemeine und spezielle Informationen zur Erkrankung, wie etwa aktuelle Forschungsergebnisse zur Therapie der Alzheimer-Demenz. Auch können einige Gedächtnisambulanzen Einzeltherapien oder Gesprächsgruppen für Betroffene und Angehörige vermitteln.

Alzheimer-Gesellschaften sind Ansprechpartner sowohl für Menschen mit der Alzheimerkrankheit als auch für Menschen mit anderen Demenzerkrankungen. Dort erhalten Betroffene und Angehörige unter anderem Informationen über Hilfsangebote, rechtliche und finanzielle Angelegenheiten, den aktuellen Forschungsstand, mögliche Therapien sowie Beratungen und Seminare zur Krankheit und dem Umgang damit. Auch erfahren Betroffene hier Termine und Adressen für Kongresse, Seminare und Schulungen, Gesprächsgruppen oder gemeinsame Aktivitäten für Freizeit oder Urlaub.

Je nach Ausrichtung beziehungsweise Spezialisierung können Psychosoziale Beratungsstellen Betroffenen wie Angehörigen in vielen Bereichen helfen. Zu Fragen rund um die Demenz sind Betroffene aber am besten bei Alzheimer-Gesellschaften aufgehoben.

- ✺ Sie können beim Beantragen von Sozial- und Gesundheitsleistungen der Versorgungsämter, Krankenkassen, Pflegekassen und Sozialämter behilflich sein.
- ✺ Sie können in Rechts- und Vermögensangelegenheiten beraten. Zum Beispiel bei der Vorsorgevollmacht und Patientenverfügung; diese Dokumente sind sehr komplex, so dass Laien dafür unbedingt eine Rechtsberatung benötigen.
- ✺ Sie informieren über Gesprächs- und Selbsthilfegruppen für Betroffene und Angehörige, Fachärzte und spezialisierte Einrichtungen wie Gedächtnisambulanzen, Alzheimerzentren, gerontopsychiatrische Zentren, außerdem über psychologische Betreuung, Ergotherapie, alltagsorientiertes Gedächtnistraining und sonstige therapeutische Hilfen.
- ✺ Sie informieren über betreutes Wohnen, über ambulante und teilstationäre Pflege- und Betreuungsangebote wie Tagespflege, Tagesstätten oder Rundum- die-Uhr-Versorgung.
- ✺ Und sie informieren über technische Hilfsmittel, Wohnraumanpassung und ehrenamtliche Begleitdienste und Betreuungsvereine.

Umgang mit Stress und psychischen Belastungen – therapeutische Möglichkeiten

Eine Demenz geht in der Regel mit vielen negativen Gefühlen einher: Angst, Wut, Enttäuschung, Verzweiflung, Scham oder depressiven Gedanken und Symptomen. Deshalb ist – neben der medizinisch-medikamentösen Behandlung – der sensible Umgang mit dem psychischen beziehungsweise seelischen Befinden enorm wichtig.

Glauben Sie nicht, dass Sie diese negativen Gefühle allein bewältigen müssen. Es ist keine Schwäche, Gefühle zuzugeben und sich Entlastung zu verschaffen, auch im Rahmen von psychotherapeutischen Angeboten. Natürlich können Sie auch mit Ihren Freunden oder Angehörigen darüber sprechen. Aber sich professionelle Hilfe zu suchen, bedeutet, mit Menschen zu sprechen, die unvoreingenommen zuhören können und mit einer gewissen Distanz an Ihre Probleme herangehen können. Natürlich können Sie sich nicht alle Probleme von der Seele reden. Therapeuten können Ihnen aber neue Perspektiven aufzeigen – sie zeigen Ihnen „den Wald, den sie vor lauter Bäumen nicht mehr erkennen". Das heißt, sie helfen Ihnen, die naheliegenden Probleme zu erkennen und Lösungen zu finden.

Menschen gehen sehr unterschiedlich mit psychischen Belastungen um. Es ist aber nicht selten, dass Menschen auf bedrohliche Erfahrungen wie eine Demenzerkrankung mit depressiven Symptomen reagieren. Wenn sich Betroffene oder Angehörige über einen längeren Zeitraum hinweg niedergeschlagen, verzweifelt, ängstlich oder unruhig fühlen, könnten das Anzeichen einer behandlungsbedürftigen Depression sein. Auch Passivität und Antriebsmangel, Appetitstörungen, Schlafmangel, Unruhezustände, verschiedene körperliche Beschwerden und Interesselosigkeit deuten auf eine depressive Erkrankung hin.

> Scheuen Sie sich nicht, mit diesen Beschwerden zu einem Arzt zu gehen. Eine Depression lässt sich medikamentös und psychotherapeutisch gut behandeln. Manchmal hilft es auch schon, im Hausarzt einen verständigen Gesprächspartner zu finden.

„Ich komm' ja auch mit Herrn Dr. L. ganz gut aus. Also er ist ein guter, sehr guter Arzt – ein sehr ruhiger, verständiger. Man kann auch mit ihm reden."

Herr Bernhard E., 76 Jahre

● Einzeltherapie beziehungsweise Einzelgespräche

Eine Psychotherapie soll einerseits die Krankheitsverarbeitung unterstützen und andererseits helfen, bei demenzbedingten Beziehungsproblemen Lösungen zu finden. Gesprächspartner sind in der Regel Psychologen oder Ärzte und Sozialpädagogen mit entsprechender Zusatzqualifikation. Die Gespräche sind sehr persönlich und bearbeiten intensiv die individuellen Probleme mit folgenden Schwerpunkten:

- Verunsicherungen und Angst lindern, die mit der Diagnosestellung einhergehen;
- vorhandene Fähigkeiten wahrnehmen und nutzen;
- Selbstvertrauen stärken;
- Lebensperspektiven besprechen;
- zwischenmenschliche Probleme thematisieren;
- Bearbeitung von Verlust und Trauer.

● Gruppentherapie beziehungsweise Gesprächsgruppen

Die oben genannten Themen werden auch in Gruppen bearbeitet. In der Regel werden solche Gruppen von Psychologen oder Sozialarbeitern geleitet. Betroffene, die sich solchen Gruppen anschließen, betonen immer wieder den entlastenden Effekt, endlich mit „Leidensgenossen" über die Probleme einer Demenzerkrankung sprechen zu können. Die Erkenntnis, mit dieser Erkrankung nicht allein zu sein, hat vielen geholfen.

„Die Gesprächsgruppe dürfte dann nicht so ein großer Kreis sein. Damit man selbst auch mal eine Frage stellen oder auch mal sagen kann: ,Hören sie mal, so und so geht mir das.' Dass man sich mal drüber unterhalten kann. Dann könnte ich mir das vorstellen, weil ich da die Hoffnung habe, auch mal mein Problem darlegen zu können."

Herr Bernhard E., 76 Jahre

> **In Einzeltherapiesitzungen oder Gruppensitzungen können Sie über alltägliche Probleme sprechen, Ihre Gefühle und Ihren Frust artikulieren und vor allem auch über positive Aspekte und Bewältigungsstrategien sprechen. Sie werden in einer Gruppe viele Gemeinsamkeiten entdecken. Andere werden Ihnen berichten, wie sie mit ihren Gedächtnisproblemen umgehen oder wie sie auf ihre Angehörigen eingehen.**

„Die andern sagen, wir verändern uns und wir merken es nicht. Und da haben wir – ob Mann oder Frau – da haben wir alle die gleichen Schwierigkeiten. Und das tut natürlich gut, dass man hier sprechen kann. Und dass wir doch irgendwie merken, dass wir alle die gleichen Probleme haben."

Frau Gabriele K., 54 Jahre

Gesprächsgruppen werden vor allem von den Alzheimer-Gesellschaften angeboten. Sie dienen in erster Linie dem Austausch von Erfahrungen. Des Weiteren kann die Teilnahme an Gesprächsgruppen als aktive Freizeitgestaltung genutzt werden, denn die Gespräche regen den Geist an. Menschen mit Demenz kommunizieren oft viel zu wenig, weil sie Angst haben, etwas Falsches zu sagen. Aber gerade unter Gleichgesinnten können sie sich frei fühlen. Es ist schön, miteinander zu reden und etwas von anderen zu erfahren. Gerade das Miteinander, das Mitfühlen und Verstehen macht uns Menschen so außergewöhnlich – und es bereichert unser Leben.

● Weitere Angebote für Menschen mit Demenz

Es gibt aber auch Menschen, die können oder wollen nicht in einem psychotherapeutischen Rahmen über ihre Erfahrungen und Belastungen bei einer Demenz sprechen. Ihnen hilft vielleicht ein Programm für eine bessere Tagesstrukturierung. Dazu könnten folgende Angebote gehören: Ergotherapie, ein alltagsbezogenes Gedächtnis- und Kompetenztraining, Kunst- oder Musiktherapie oder Sport. Manche Kliniken oder Fachärzte bieten computergestütztes Aufmerksamkeits- und Gedächtnistraining an, teilweise gibt es auch Programme für zu Hause. Gegen diese Programme ist nichts einzuwenden, wenn sie Freude bereiten und Erfolgserlebnisse vermitteln. Viele dieser Programme haben jedoch wenig Alltagsbezug.

Übungen mit Alltagsbezug werden von der Ergotherapie angeboten. Vorrangiges Ziel der Ergotherapie sind die Förderung und der Erhalt von alltagspraktischen Fähigkeiten. Hierbei handelt es sich um eine ärztlich verordnete Leistung, deren Kosten die Krankenkasse übernimmt.

Sport und Bewegung wirken sich generell positiv auf das seelische und körperliche Befinden aus. Gleiches gilt für Entspannungsverfahren wie das autogene Training. Außerdem können sowohl Bewegung als auch Entspannungsübungen Stress abbauen. Auch hier gilt: Gut ist, was Spaß macht und weder körperlich noch geistig überfordert. Gerade für ältere Menschen haben sich Sportarten wie Schwimmen oder Wassergymnastik, Radfahren – auch auf einen Ergometer –, Spazierengehen oder Tanzen bewährt. Yoga und Tai-Chi sind weitere Möglichkeiten.

Kreatives Arbeiten kann ebenfalls zur Stressverminderung beitragen. Gerade musiktherapeutische Ansätze zeigen auch bei schweren Demenzerkrankungen noch positive Effekte. Manche entdecken auch frühere Leidenschaften wieder wie das Malen, Modellieren, Handwerken oder Singen.

„Anfangs hat er sich gewehrt, sehr gewehrt. ‚Was soll ich in diesem Kindergarten? Da gehör' ich doch gar nicht hin.'"

Ehefrau von Herrn Walter J.

„Hier nebenan ist das ja, da machen wir Specksteinkurse und so ein Quatsch."
Interviewerin: „Und wie ist das für Sie?"
„Handwerklich – doch, ja. Es ist schon gut, ist auch kreativ."
Herr Walter J., 67 Jahre

Die Auswahl sollte immer entsprechend der individuellen Bedürfnisse und vorhandenen Fähigkeiten erfolgen. Anfängliche Berührungsängste sind normal; gerade Menschen mit Demenz haben Angst vor neuen Situationen.

Erfahrungsberichten zufolge sind aber die meisten froh darüber, den Schritt gemacht zu haben. Es empfiehlt sich, die Angebote ein- oder zweimal auszuprobieren und dann über eine Fortsetzung zu entscheiden. Einwände sollten aber ernst genommen werden. Hinsichtlich ihrer Vorlieben sind Menschen unterschiedlich. Wenn Singen oder Malen in der Jugend oder im jüngeren Erwachsenenalter keine Bedeutung hatten oder womöglich ungern gemacht wurden, wird sich das im Rahmen einer Demenzerkrankung kaum ändern.

Damit sich Betroffene in ihrer Aktivität wohl fühlen können, ist auch die Zusammensetzung der Gruppen zu beachten. Denn oftmals wirkt es sich auf die Stimmung kontraproduktiv aus, wenn Menschen mit Demenz im Frühstadium an Angeboten für Menschen im fortgeschrittenen Stadium teilnehmen. Bei der Auswahl der Angebote ist also Vorsicht geboten.

„Dann sagt die Frau von der Alzheimer-Angehörigen-Initiative: ‚Ja, Herr I., die spielen dann', und so. Und er macht das schon gerne. Aber es kommt drauf an: Wenn das dann je nach Schwere der Krankheit der anderen, wenn das dann zu kindlich zugeht, dass ihn das erst noch mal abschreckt … Damit will er nix zu tun haben und blockt vielleicht ab. Ich glaube, man muss da vorsichtig sein."

Ehefrau von Herrn Udo I.

Ein negatives Beispiel ist Herr Bernhard E.; er ist körperlich sehr fit, aber in einer Tagesstätte mit körperlich stark beeinträchtigten oder hochbetagten Menschen mit Gehhilfen gelandet. Er passt nicht in diese Gruppe und fühlt sich dort auch nicht wohl, denn ihm wird suggeriert, er sei ebenfalls alt, gebrechlich und verwirrt – was er zum Interviewzeitpunkt keinesfalls ist:

„‚Dann singen die da', sagt er: ‚Die Singerei, das geht mir auf die Nerven…' Natürlich, das sind auch Leute mit so einem Wagen zum Schieben. ‚Mensch', sag' ich, ‚Bernhard, du bist auch alt.'"

Lebensgefährtin von Herrn Bernhard E.

Was immer es an einzel- oder gruppentherapeutischen Hilfen in ihrer Region geben mag, schauen Sie es sich an. Sprechen Sie auch mit Ihren Angehörigen beziehungsweise Ihrem Partner darüber. Gemeinsame Hobbys können dem Alltag Glanz verleihen.

Um das passende Angebot zu finden, nehmen Sie Kontakt mit Ihrer regionalen Alzheimer-Gesellschaft oder einer Gedächtnisambulanz auf und fragen Sie nach verschiedenen Therapie- und Aktivierungsangeboten.

Einzelpsychotherapie und Gesprächsgruppen für Betroffene sind noch nicht so weit verbreitet wie ähnliche Angebote für pflegende Angehörige. Sollte es in Ihrer Region keine Gesprächsgruppe für Betroffene geben, könnten Sie eine Selbsthilfegruppe neu organisieren. Unterstützung dafür finden Sie ebenfalls bei Ihrer regionalen Alzheimer-Gesellschaft.

Angehörigenschulungen und Gesprächsgruppen für Angehörige

Eine Demenzerkrankung betrifft nicht nur das Leben der Betroffenen, auch die Angehörigen sind psychisch belastet. Angehörigenberatungen beziehungsweise -schulungen und Gesprächsgruppen für Angehörige werden oftmals erst in Anspruch genommen, wenn die Demenz bereits weit fortgeschritten ist. Darüber hinaus richten sich die meisten Angebote an Angehörige von Patientinnen und Patienten mit mittelschweren bis schweren Demenzen. Das ist bedauerlich für Betroffene und Angehörige, weil sie sich aufgrund von Unverständnis und fehlendem Krankheitswissen das Leben unnötig schwer machen können. Gegenseitiges Verständnis und das Wissen um die Sichtweise des anderen sind eine wichtige Waffe gegen das Vergessen.

Sie werden einen gelähmten Menschen nicht auffordern zu laufen, wenn Sie wissen, dass er gelähmt ist. Äußerungen wie: „Das hab ich dir doch gesagt!", oder: „Hast du das schon wieder vergessen?", wirken bei einem Menschen mit Demenz genauso wie bei einem gelähmten Menschen, der aufgefordert wird zu laufen. Dieses Beispiel soll demonstrieren, dass es Verhaltensmuster gibt, die unbewusst zu erheblichen Spannungen führen können. Im schlimmsten Fall fühlen sich beide Parteien ungerecht beschuldigt oder behandelt, es kommt häufig zu Streit.

Eine Demenz verändert das Leben der Betroffenen und der Angehörigen. Die Aufgaben und Verantwortungen können sich verlagern beziehungsweise komplett umdrehen.

Plötzlich müssen sich Ehefrauen um finanzielle und geschäftliche Angelegenheiten kümmern, Ehemänner den Haushalt mit allem Drum und Dran erledigen. Das sind neue Herausforderungen und ist auch eine Quelle vieler Konflikte. Alle müssen sich an die neuen Rollen gewöhnen. Auch hier können Beratungen und Psychotherapeuten, insbesondere Familien- oder Paartherapeuten, helfen. Diese Therapieformen versuchen festgefahrene Verhaltensweisen und Diskussionsmuster aufzubrechen. Auch Menschen, die nicht an Demenz erkrankt sind, reden oftmals aneinander vorbei, weil sie nicht in der Lage sind, die Sichtweise des anderen zu erfassen. Diskussionen sind womöglich emotional aufgeheizt; hier kann ein neutraler Vermittler schlichten.

Es gibt ein großes Angebot an Angehörigenschulungen und Gesprächsgruppen. In vielen Gruppen finden sich aber Angehörige von Menschen mit weit fortgeschrittener Demenz wieder. Das sollte bei der Angebotssuche berücksichtigt werden.

Diese Gruppen dienen nicht nur zum Austausch belastender Erfahrungen, sondern beinhalten teilweise auch Freizeitangebote, wie Alzheimer-Tanzcafés oder organisierte Reisen.

> **Angehörige sollten explizit nach psychosozialen Angeboten für Pflegende von Patienten im Frühstadium einer Demenz fragen. Es gibt relativ wenig Psychotherapeuten, die sich mit dem Thema Demenz auseinandersetzen. Aber bei Problemen im Miteinander könnte auch eine Familien- oder Paartherapie sinnvoll sein – und die wird weitaus häufiger angeboten als eine speziell auf Demenz ausgerichtete Therapie. Adressen von Therapeutinnen und Therapeuten bekommen Sie bei den regionalen Alzheimer-Gesellschaften, Berufsverbänden oder bei Ihrer Krankenkasse.**

● Tagesstätten und Tagespflege

Kirchliche und soziale Organisationen oder freie Träger machen insbesondere älteren Menschen verschiedene Angebote in Form von Tagesstätten, Altentreffs oder auch Kaffeerunden. Die Angebote reichen von Gedächtnistraining, Gymnastik bis hin zu gemeinsamen Tagesausflügen. Die Angebote richten sich oft allgemein an ältere Menschen – also an eine sehr gemischte Gruppe. Daher kann nicht erwartet werden, dass auch auf individuelle Bedürfnisse im Rahmen einer Demenz ausreichend eingegangen wird. In Tagespflegen befinden sich vor allem Menschen mit fortgeschrittenen geistigen Leistungseinbußen. Jemand mit einer Demenz im Frühstadium ist dort oftmals fehl am Platz.

Lassen Sie sich über die Angebote in ihrer Nähe beraten. Schauen Sie sich die Angebote beziehungsweise Einrichtungen zusammen mit Ihren Angehörigen an. Nehmen Sie vielleicht an einem Schnuppertag teil. Letztlich ist entscheidend, ob die Angebote zur Verbesserung der Lebensqualität beitragen oder nicht.

Selbstbestimmte Zukunft

Zu Beginn der Demenzerkrankung sind Betroffene durchaus in der Lage, viele wichtige Sachen für die Zukunft zu regeln. Auch wenn es nicht besonders angenehm ist, sich mit Krankheit, Pflegebedürftigkeit oder den fortgeschrittenen Stadien einer Demenz auseinanderzusetzen, sind Themen wie Pflege oder Pflegeeinrichtungen sehr wichtig. Denn die meisten Menschen können sich am Ende ihres Lebens nicht mehr darum kümmern und müssen dann manchmal so leben, wie sie es nie gewollt haben.

Haben Sie Angst, aufgrund Ihrer Demenzerkrankung irgendwann ein Pflegefall und nicht mehr ansprechbar zu sein oder keine Entscheidungen mehr treffen zu können? Machen Sie sich bewusst, dass man dafür nicht unbedingt eine Demenz haben muss. Die meisten Menschen sind am Ende ihres Lebens oder bei schweren Krankheiten bettlägerig und nicht mehr ansprechbar. Für diesen Fall sollten Sie vorsorgen.

Für eine selbstbestimmte Zukunft sind drei Bereiche besonders wichtig:

- Vorsorgevollmacht und Betreuungsverfügung,
- Patientenverfügung,
- Testament.

Lassen Sie sich bei diesen wichtigen Schriftstücken unbedingt von Menschen Ihres Vertrauens oder am besten von psychosozialen Beratungsstellen oder den Alzheimer-Gesellschaften unterstützen. Die Beratungsstellen werden Ihnen Experten für diese komplexen rechtlichen Dokumente zur Seite stellen. Adressen finden Sie im Anhang (siehe Seite 113 und folgende).

● Vorsorgevollmacht und Betreuungsverfügung

Mit einer *Vorsorgevollmacht* werden eine oder mehrere ausgewählte Personen bevollmächtigt, für eine andere Person – den Aussteller der Vollmacht – zu handeln. Die Vollmacht wird zum Beispiel für gesundheitliche Angelegenheiten, für finanzielle oder rechtsgeschäftliche Angelegenheiten erteilt. Der Bevollmächtigte übernimmt diese Bereiche erst, wenn der Aussteller nicht mehr in der Lage ist, die betreffenden Angelegenheiten selbst zu regeln. Die Menschen, die diese Vollmacht ausstellen, müssen während des Verfassens und Erteilens voll geschäftsfähig sein. Deshalb ist es sinnvoll, dass Betroffene zum Zeitpunkt des Erstellens von einem Arzt sich ihre Geschäftsfähigkeit bescheinigen oder die Vollmacht notariell beurkunden lassen.

Mit der *Betreuungsverfügung* benennen Menschen mit Demenz eine oder mehrere Personen, die für sie als rechtliche Betreuer – nach dem Betreuungsgesetz – handeln. So können sie bestimmen, dass sich zum Beispiel der Sohn um finanzielle Angelegenheiten kümmern soll. Die Betreuungsverfügung ist nicht notwendig, wenn eine Vorsorgevollmacht besteht. Für alleinstehende Menschen oder bei konfliktreichen familiären Beziehungen werden im Bedarfsfall berufsmäßige Betreuer eingesetzt, deren Tätigkeit durch das Vormundschaftsgericht überwacht wird.

● Patientenverfügung

In einer Patientenverfügung kann der Wille bezüglich verschiedener Krankheitssituationen und Behandlungen festgelegt werden, denn alle ärztlichen Maßnahmen bedürfen der Einwilligung der Patientin oder des Patienten. Wichtig ist die frühzeitige Festlegung vor allem bei Menschen mit Demenz, da sie sich in fortgeschrittenen Stadien der Demenz unter Umständen nicht mehr dazu äußern können. Themen sind zum Beispiel die künstliche Ernährung bei schweren Schluckstörungen oder – wie auch bei anderen Krankheiten – das Abschalten von lebenserhaltenden Apparaten unter bestimmten Umständen.

Eine Patientenverfügung erfordert zwangsläufig die Beschäftigung mit Krankheit und Tod. Durch sie werden wichtige Entscheidungen getroffen, auch im Hinblick auf ein selbstbestimmtes Sterben – natürlich im Rahmen der Gesetze. Wenden Sie sich daher unbedingt an Beratungsstellen.

● Testament

In einem Testament wird bestimmt, was nach dem Tod mit den Vermögenswerten Geld, Immobilien, Aktien und so weiter geschehen soll. Damit das Testament später nicht infrage gestellt wird, empfiehlt sich seine notarielle Beglaubigung. In jedem Fall muss das Testament mit Datum versehen sein und eigenhändig unterschrieben werden. Lassen Sie sich auch hierzu beraten.

Sozialleistungen –
Leistungen verschiedener Träger

Menschen mit Demenz stehen im Bedarfsfall Sozialleistungen in Form von Geld-, Dienst- oder Sachleistungen zu. Der Versorgungs- und Hilfsbedarf muss im Einzelfall bestimmt werden. Dies erfordert eine umfassende Beratung. Wir möchten in diesem Buch nur kurz auf die möglichen Leistungen eingehen und verweisen sonst auf das Kapitel „Weiterführende Literatur" (siehe Seite 133). Hier ist viel Eigeninitiative notwendig, da aufgrund der Einsparungsmaßnahmen im sozialen Bereich von den Sozialversicherungsträgern nicht mehr umfassend aufgeklärt wird.

● Kassenleistungen

Es gibt eine Reihe von Heil- und Rehabilitationsbehandlungen, die bei einer Demenzerkrankung von den Krankenkassen übernommen werden. Voraussetzung dafür ist, dass sie vom Arzt verordnet werden.
Darunter fallen Behandlungen wie Krankengymnastik, physikalische Therapie, Ergotherapie, Logopädie und Psychotherapie. Im Falle einer Psychotherapie werden nur die Kosten für eine Verhaltenstherapie oder eine Psychoanalyse übernommen.

Es besteht auch die Möglichkeit, eine teilstationäre bzw. stationäre Rehabilitationsmaßnahme zu beantragen. Dafür stehen in Deutschland einige wenige spezielle Rehabilitationskliniken für Demenzpatientinnen und -patienten zur Verfügung, zum Beispiel das Alzheimer-Therapiezentrum Bad Aibling. In solchen Rehabilitationszentren werden interdisziplinäre Behandlungen unter Einbeziehung der Angehörigen durchgeführt. Angeboten werden dort eine medizinische, psychologische und soziotherapeutische Betreuung.

Ferner übernehmen Krankenkassen für Menschen mit chronischen Erkrankungen und geringem Einkommen auch Behandlungskosten sowie Medikamentenzuzahlungen und Fahrtkosten, wie zum Beispiel Taxifahrten zum Arzt. Die Kosten werden in der Regel am Ende des Jahres erstattet; zuvor müssen jedoch die Quittungen gesammelt und bei den Krankenkassen eingereicht worden sein. Chronisch kranke Versicherte müssen Zuzahlungen bei Krankheitskosten nur bis maximal ein Prozent ihres Bruttoeinkommens leisten. Menschen mit Demenz sind spätestens ein Jahr nach der Diagnosestellung als chronisch krank einzustufen.

Die Krankenkasse übernimmt auch die Kosten für die häusliche Krankenpflege, wenn sie vom Arzt als Maßnahme zur „Behandlungspflege" verordnet wurde. Dazu zählen zum Beispiel Insulinspritzen, die Wundversorgung und auch die Medikamentengabe. Sollten also die regelmäßige Einnahme der Medikamente durch Gedächtnisstörungen beeinträchtigt und keine Unterstützung von Angehörigen verfügbar sein, kann der Arzt eine Verordnung ausstellen. Diese Behandlungspflege wird von ambulanten Pflegediensten ausgeführt.

Lassen Sie sich hierzu von regionalen Alzheimer-Gesellschaften beraten. Dort erhalten Sie auch weitere Adressen für Rehabilitationskliniken.

● Leistungen nach dem Pflegeversicherungsgesetz

Die Pflegekasse entscheidet, ob eine Pflegebedürftigkeit im Sinne des Pflegeversicherungsgesetzes vorliegt. Grundlage für diese Entscheidung ist ein Gutachten des Medizinischen Dienstes der Krankenkassen (MDK): Eine Pflegefachkraft beurteilt die Pflegebedürftigkeit bei einem Hausbesuch, bei dem detailliert der nötige Umfang an Pflege ermittelt wird. Anschließend wird der Kranke in eine von drei Pflegestufen eingruppiert. Antragsformulare für die Leistungen der Pflegeversicherung bekommen Betroffene und Angehörige von ihren Krankenkassen beziehungsweise von den dazugehörigen Pflegekassen. Bei Erstantragstellung auf Pflegeleistungen empfiehlt es sich, ein ärztliches Attest über die vorhandenen Diagnosen mitzuschicken. Für den Fall einer vollstationären Unterbringung sollte zum ausgefüllten Antrag ein ärztliches Attest über Körperpflege, Mobilität und Ernährung beigelegt werden.

Weitere Informationen bieten die Ratgeber „Pflegeversicherung" oder „Pflegen zuhause" vom Bundesministerium für Gesundheit. Den Bestellweg finden Sie im Anhang (siehe Seite 133).

Hauptkriterium bei der Bewilligung von Pflegeleistungen ist der zeitliche Aufwand, der für folgende Tätigkeiten benötigt wird:

- Körperpflege: Waschen, Duschen, Baden, Zahnpflege, Kämmen, Rasieren, Blasen- oder Darmentleerung;
- Ernährung: mundgerechtes Zubereiten oder Aufnahme der Nahrung;
- Mobilität: selbstständiges Aufstehen und Zubettgehen, An- und Auskleiden, Gehen, Stehen, Verlassen und Wiederaufsuchen der Wohnung zum Beispiel für Arztbesuche, Behördengänge – nicht für Spaziergänge.
- Die Pflegestufe I entspricht einer erheblichen Pflegebedürftigkeit. Der Versicherte wird in die Pflegestufe I eingruppiert, wenn er insgesamt mindestens 90 Minuten Hilfe am Tag benötigt. Davon entfallen mindestens 45 Minuten auf die „Verrichtungen des täglichen Lebens" und mindestens weitere 45 Minuten auf „hauswirtschaftliche Verrichtungen".
- Die Pflegestufe II entspricht einer Schwerpflegebedürftigkeit. Versicherte werden in diese Stufe eingruppiert, wenn sie durchschnittlich 180 Minuten am Tag Hilfe benötigen. Davon entfallen mindestens 120 Minuten auf die Grundpflege. Außerdem muss der Versicherte mehrfach in der Woche Unterstützung bei der hauswirtschaftlichen Versorgung benötigen.
- Die Pflegestufe III entspricht einer Schwerstpflegebedürftigkeit. Eingruppiert in diese Pflegestufe werden Versicherte, die mindestens 300 Minuten (fünf Stunden) am Tag Hilfe benötigen – wobei mehr als 240 Minuten auf die Grundpflege entfallen müssen –, bis zu einer Betreuung rund um die Uhr, also auch nachts. Zu der Grundpflege kommt zusätzlich mehrfach in der Woche Hilfe bei der hauswirtschaftlichen Versorgung.
- Ein Härtefall wird bei besonders gelagerten Einzelfällen anerkannt – wenn ein außergewöhnlich hoher Pflegeaufwand vorliegt, der das für Pflegestufe III übliche Maß weit übersteigt.

Das Geld, das den Versicherten entsprechend der Einstufung in eine Pflegestufen zusteht, kann in Form von Sachleistungen erbracht, als Pflegegeld oder als Kombinationsleistung ausgezahlt werden. Sachleistungen werden direkt an anerkannte Dienstleister ausgezahlt, zum Beispiel an Anbieter häuslicher Krankenpflege, während das Pflegegeld an den Versicherten ausgezahlt wird. Das Pflegegeld von der Pflegeversicherung ist sowohl für den Pflegebedürftigen als auch für Angehörige oder Bekannte, die pflegen, steuerfrei. Das Pflegegeld soll den Pflegebedürftigen in die Lage versetzen, der Person, die die Pflege übernimmt, eine materielle Anerkennung zukommen zu lassen. Mehr Informationen dazu finden Sie zum Beispiel unter *www.pflegestufe.info*.

Geldleistungen der Pflegeversicherung im Überblick (Stand Dezember 2007)		Pflegestufe I	Pflegestufe II	Pflegestufe III	Härtefälle
Häusliche Pflege	Sachleistung, wird von einem ambulanten Pflegedienst erbracht	bis 384 € monatl.	bis 921 € monatl.	bis 1.432 € monatl.	1.918 € monatl.
Häusliche Pflege	Pflegegeld erhält der Betroffene selbst, der dies an die pflegende Person weitergibt	205 € monatl.	410 € monatl.	665 € monatl.	
Kurzzeitpflege	Vollstationäre Betreuung, maximal vier Wochen lang	bis 1.432 € im Jahr	bis 1.432 € im Jahr	bis 1.432 € im Jahr	
Verhinderungspflege	Maximal vier Wochen lang; häusliche Betreuung durch Bekannte, nicht nahe Verwandte	bis 1.432 € im Jahr	bis 1.432 € im Jahr	bis 1.432 € im Jahr	
Vollstationäre Pflege – Heimkosten	Pflegeaufwendungen monatlich, pauschal	1.023 € monatl.	1.279 € monatl.	1.432 € monatl.	1.688 € monatl.
Ergänzende Leistungen für Pflegebedürftige		460 € monatl.	460 € monatl.	460 € monatl.	

Bitte bedenken Sie, dass unser Gesundheitssystem ständig im Wandel ist, daher könnte es sein, dass die hier genannten Zahlen veraltet sind. Im Juli 2008 soll ein neues Pflegeversicherungsgesetz in Kraft treten. Nach dem Gesetzentwurf sollen die Bedürfnisse von Menschen mit Demenz und deren Angehörigen stark berücksichtigt werden.

Aktuelle Informationen erhalten sie über das Internet, beim Bundesministerium für Gesundheit (Broschürenbestellung unter: 0180/52 78 52 71) oder bei den Beratungsstellen. Adressen finden sie im Anhang unter „Hilfreiche Adressen" (siehe Seite 113 und folgende).
Es gibt immer wieder individuelle Ausnahmeregelungen bezüglich der finanziellen Absicherung der Pflege kranker Menschen, deshalb ist eine individuelle Beratung immer notwendig.

Die Gutachten des Medizinischen Dienstes der Krankenkassen (MDK) sind auf körperliche Behinderungen ausgerichtet. Anträge von Menschen mit Demenz werden häufig abgelehnt, weil sie körperlich in der Lage sind, sich selbst zu waschen und anzuziehen oder das Essen mundgerecht zuzubereiten. Die Betroffenen zu motivieren, zu erinnern und anzuleiten kostet aber auch viel Zeit.

Sollten Sie von der Pflegekasse einen Ablehnungsbescheid bekommen, reichen Sie innerhalb von vier Wochen einen formlosen Widerspruch ein. Fordern Sie gleichzeitig eine Kopie des Gutachtens vom Medizinischen Dienst der Krankenkassen an. Anhand dieses Gutachtens können Sie sich von fachkompetenten Personen wie den Mitarbeitern von sozialen Beratungsstellen oder Alzheimer-Gesellschaften bei der Begründung eines schriftlichen Widerspruchs beraten und helfen lassen.

Wer als Angehöriger einen Menschen mit Demenz pflegt, hat unter bestimmten Voraussetzungen – wenn die Eingruppierung in eine Pflegestufe vorliegt – Anspruch auf verschiedene Leistungen, wie zum Beispiel eine „Ersatzpflege". Dahinter verbergen sich zwei verschiedene Angebote, die zur Entlastung der pflegenden Angehörigen dienen sollen: die *Kurzzeitpflege* oder die *Verhinderungspflege*. In diesem Rahmen können pro Jahr zweimal 1.432 Euro beantragt werden.

Kurzzeitpflege

Die Kurzzeitpflege ist eine Form der vollstationären Versorgung. Sie wird von Kurzzeitpflegeeinrichtungen geleistet, die Menschen nur vorübergehend zur Pflege aufnehmen. Die Kurzzeitpflege wurde vor allem für pflegende Angehörige eingerichtet, um ihnen Entlastung zu verschaffen, zum Beispiel durch einen Urlaub, oder wenn sie selbst ins Krankenhaus müssen. Diese Einrichtungen sind oftmals auf Menschen mit erheblichem Pflegebedarf ausgerichtet, Menschen mit Demenz im Frühstadium sind dort meist fehl am Platz. Die Kosten werden von der Pflegekasse für maximal vier Wochen übernommen. Während dieser Zeit und auch während eines Krankenhausaufenthalts des oder der Pflegebedürftigen wird kein Pflegegeld gezahlt.

Verhinderungspflege

Zur Entlastung pflegender Angehöriger bei der Versorgung von Menschen mit Demenz bietet sich besonders die Verhinderungspflege an. Damit kann eine Ersatzpflegekraft aus dem Kreis der Familienangehörigen, Bekannten oder Nachbarn finanziert werden, die die Versorgung bedarfsgerecht im häuslichen Bereich übernimmt.

Kurzzeitpflege und Verhinderungspflege müssen im Voraus bei der Pflegekasse beantragt werden und werden erst erstattet, nachdem bereits ein Jahr gepflegt wurde. Sie werden für maximal vier Wochen gewährt. Allerdings ist zu beachten, dass der Preis in Kurzzeitpflegeeinrichtungen oft nach dem Pflegeaufwand beziehungsweise der Pflegestufe gestaffelt ist. Aus diesem Grund reicht der zur Verfügung stehende Betrag gar nicht für die vier Wochen. Außerdem wird immer ein Zuzahlungsbetrag von 20 bis 50 Euro pro Tag fällig. Diese Leistungen können wochen-, tage- oder im Falle der Verhinderungspflege auch stundenweise in Anspruch genommen werden. Wird die Verhinderungspflege weniger als acht Stunden am Tag geleistet (stundenweise Verhinderungspflege), bleibt dem Pflegebedürftigen an diesem Tag das Pflegegeld erhalten.

Pflegeleistungsergänzungsgesetz

Im Januar 2002 trat das „Pflegeleistungsergänzungsgesetz" in Kraft. Es ist vor allem für betreuungs- und aufsichtsintensive Kranke gedacht, wie zum Beispiel für Menschen mit Demenz. Hierbei handelt es sich um einen zusätzlichen Geldbetrag in Höhe von 460 Euro, der einmal im Jahr bei der Pflegekasse beantragt werden kann. Allerdings muss der Pflegebedürftige zunächst in Vorleistung gehen. Das heißt, er bezahlt die Kosten für eine Tagespflege, sammelt die Quittungen und beantragt im Nachhinein die Kostenerstattung. Im Hinblick auf die Verwendung dieser Gelder gibt es verschiedene Einschränkungen. So können Sie privat organisierte Unterstützung davon nicht bezahlen, wohl aber:

- ∿ Kosten für Tages-, Nacht- und Kurzzeitpflegeangebote,
- ∿ allgemeine Betreuung und Anleitung durch Pflegedienste und
- ∿ sonstige regionale Betreuungs- und Entlastungsangebote, die nach Landesrecht anerkannt sind.

Eine Liste der anerkannten Betreuungs- und Entlastungsangebote wird von den zuständigen Pflegekassen und bei den Sozialministerien der Bundesländer bereitgestellt.

Hilfsmittel

Pflegebedürftige haben auch Anspruch auf die Versorgung mit Hilfsmitteln. Hierbei gibt es eine strikte Trennung zwischen Leistungen der Krankenkasse und Leistungen der Pflegekasse. Die Krankenkasse gewährt Mittel für Rollstühle, Rollatoren oder Badewannenlifter. Der Arzt muss diese Hilfen verschreiben.

Von der Pflegekasse werden unter anderem Sachmittel finanziert, wie etwa Hausnotrufsysteme, Pflegebetten, Bettschutzeinlagen und vieles andere mehr. Darüber hinaus gewährt die Pflegekasse auch finanzielle Zuschüsse für Verbesserungen des Wohnraums bis maximal 2.557 Euro. Hierunter fallen Umbauten wie die Verbreiterung von Türen oder das Anbringen von Rampen. Den Antrag auf solche Hilfsmittel müssen Betroffene oder Angehörige bei der Pflegekasse stellen.

● Leistungen nach dem Schwerbehindertengesetz

Empfehlenswert ist das Beantragen eines Schwerbehindertenausweises auch bei Menschen mit einer Demenz im Frühstadium. Je nach Grad der Behinderung können eine Reihe von Vergünstigungen erwirkt werden. Haben Betroffene zum Beispiel Orientierungsprobleme auf Fernreisen oder im Regionalverkehr, dürfen sie mit dem entsprechenden Vermerk im Ausweis (Merkzeichen „B" – Begleitperson ist notwendig) eine Begleitperson kostenlos mitnehmen. Der Antrag wird beim örtlichen Versorgungsamt gestellt.

● Leistungen nach dem Bundessozialhilfegesetz

Menschen, die aufgrund von Krankheiten, aufgrund einer Behinderung oder auch aus Altersgründen auf fremde Hilfe angewiesen sind, sich das aber selbst nicht leisten können, haben Anspruch auf Kostenübernahme durch das Sozialamt. Finanziert werden zum Beispiel Haushalts- und Einkaufshilfen.

Der Antrag muss beim zuständigen Sozialamt gestellt werden. Zur Berechnung des Eigenanteils werden das eigene Vermögen, das des Ehepartners und der Kinder einbezogen.

> **Zögern Sie nicht, die notwendigen Anträge zu stellen. Suchen Sie sich Beratung und Hilfe bei den zuständigen Behörden, zum Beispiel beim Sozialdienst Ihrer Stadt beziehungsweise Ihrer Gemeinde oder bei den Alzheimer-Gesellschaften.**
>
> **Lassen Sie sich auch zu weiteren finanziellen Hilfen für pflegende Angehörige beraten, etwa steuerliche Entlastungen, Unfall- und Rentenversicherung und der Übernahme der Kosten von Schulungen.**

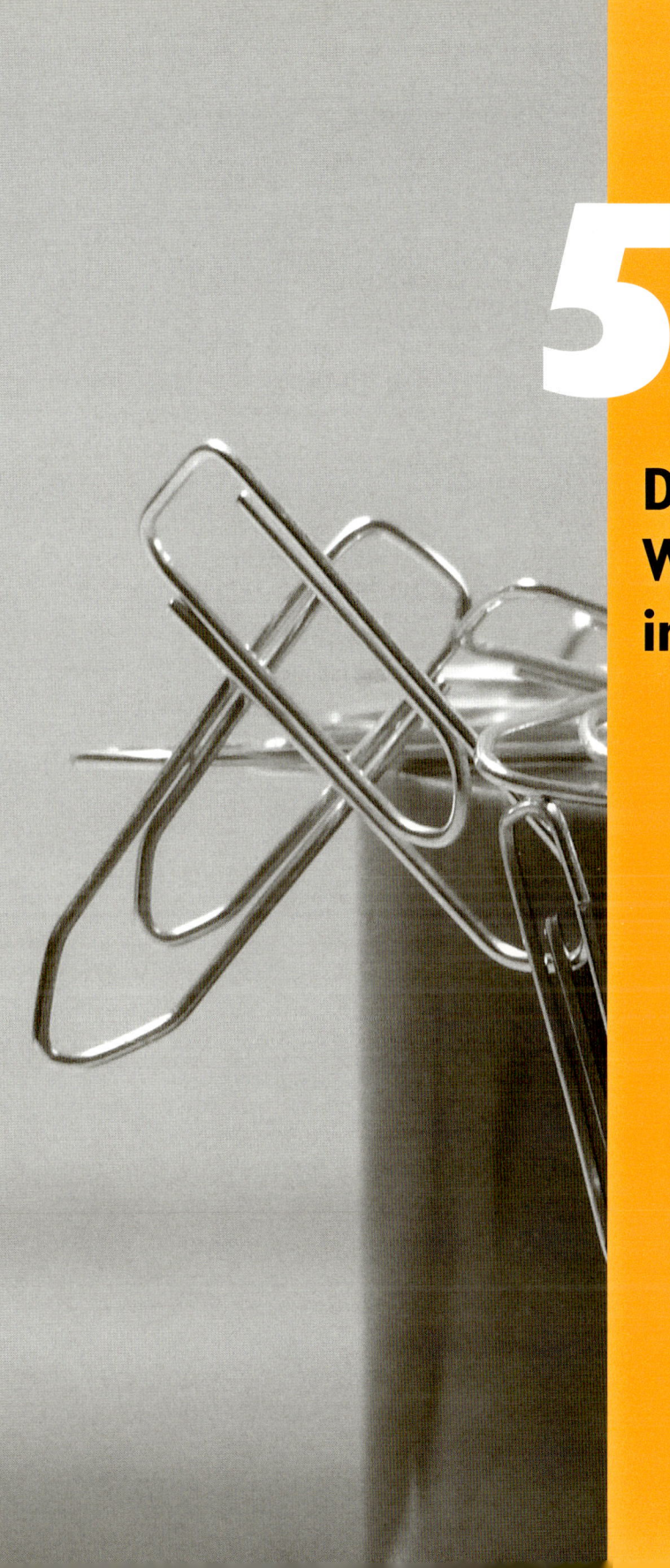

5.

Das Wichtigste in Kürze

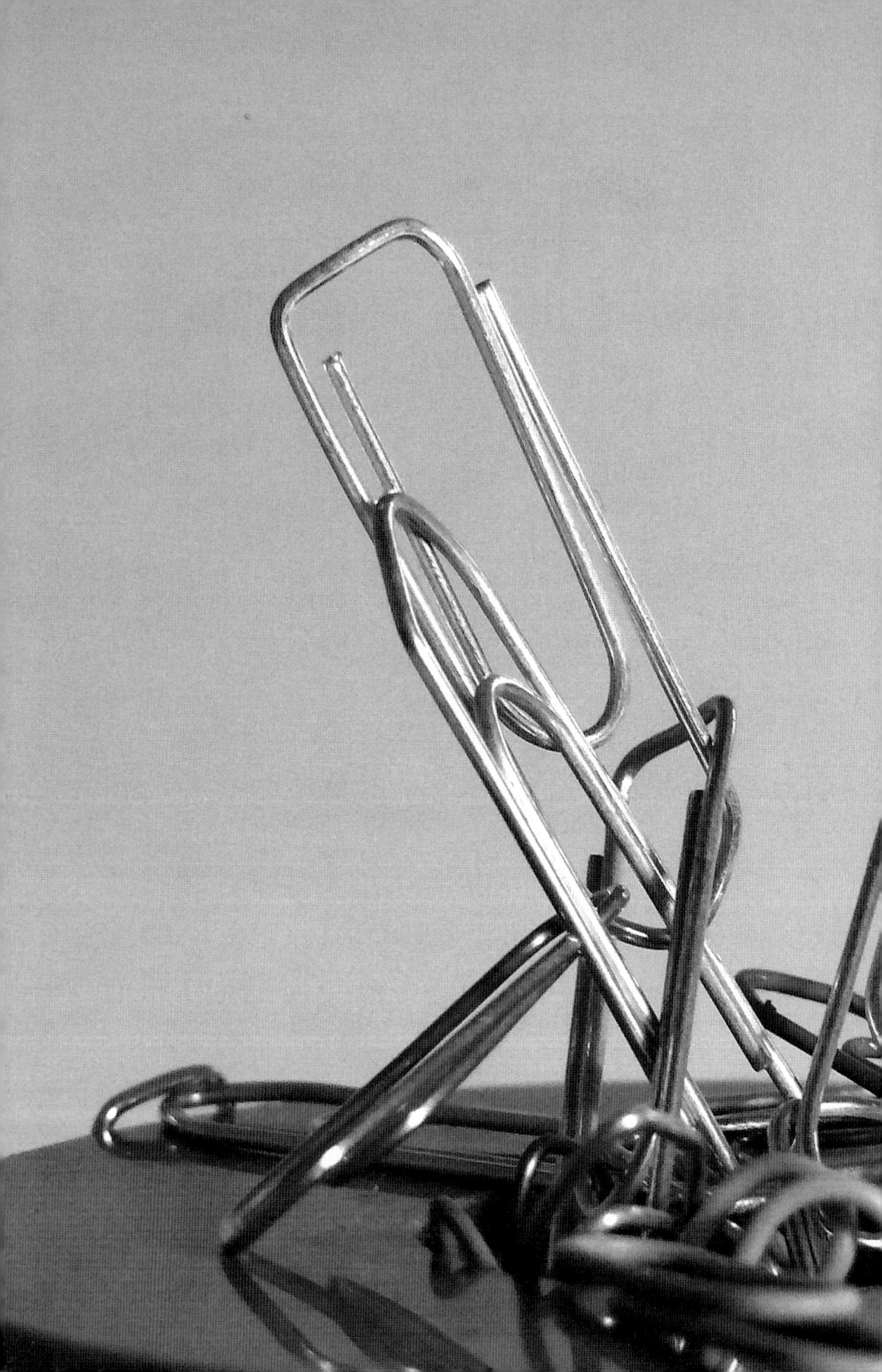

● Wann einen Arzt aufsuchen

Wenn Sie länger als sechs Monate unter Gedächtnisstörungen leiden, sollten Sie zunächst Ihren Hausarzt kontaktieren. Der wiederum sollte Sie zur Beurteilung an einen Facharzt überweisen, am besten an eine Gedächtnisambulanz. Dort können Sie sicher sein, dass die Ärzte die nötige Qualifikation für eine gute Demenzdiagnostik haben und damit die richtigen Spezialisten für Sie sind.

● Was Sie tun sollten

Sie sollten unbedingt mit nahestehenden Personen über die Krankheit reden. Nur so können sich alle Beteiligten vernünftig auf die veränderte Lebenssituation einstellen. Sprechen Sie dabei auch darüber, wie Sie sich gerade fühlen. Ihre Angehörigen können Ihre Ängste und Sorgen dann besser verstehen und besser darauf eingehen.

Falls Sie in einem Arbeitsverhältnis stehen, sollten Sie zusammen mit den Experten einer Alzheimer-Gesellschaft den Arbeitsausstieg vorbereiten. Nur mit Hilfe von Expertinnen und Experten können Sie auf Dauer mit dem starken Leistungsdruck fertig werden.

Außerdem sollten Sie schon jetzt für später vorsorgen, indem Sie sich mit den Themen Vorsorgevollmacht, Patientenverfügung und Testament auseinandersetzen. Sie wissen nicht, wie es Ihnen später ergehen wird, wenn die Krankheit weiter fortgeschritten ist.

Notizen machen

Notieren Sie alles, was Ihnen wichtig ist. So kann ein Notizblock Ihr nachlassendes Gedächtnis unterstützen. Auch Checklisten und feste Regeln helfen, den Alltag zu strukturieren. Dann gewinnen Sie zusätzlich an Sicherheit.

In der Wohnung zurechtkommen

Ein großer Kalender mit wichtigen Tagesnotizen gibt Ihnen Orientierung. Legen Sie auch Dinge immer wieder an den gleichen Platz. So vermeiden Sie unnötiges Suchen. Falls Sie befürchten, Termine zu vergessen, stellen Sie sich einen Wecker. Überprüfen Sie genau Ihren Alltag und überlegen Sie sich, was Sie noch für Hilfen brauchen könnten.

Außerhalb der Wohnung zurechtkommen

Kontrollieren Sie mit Hilfe einer Checkliste, ob Sie gut auf den Ausflug vorbereitet sind. Auf einem Ringblock in der Tasche sollten die wichtigsten Informationen stehen: die Zieladresse, der Bus, die Umsteigestation et cetera. Sollten Sie einmal die Orientierung verlieren, scheuen Sie sich nicht, Passanten nach dem Weg zu fragen. Zu Ihrer Sicherheit können Sie auch Wege einüben, indem Sie sie allein oder mit Angehörigen mehrmals abgehen.

Ihre Wünsche artikulieren

Wenn Sie sich Ihren Angehörigen erklären, stoßen Sie meistens auf Verständnis. Wichtig ist, dass Sie Ihren Angehörigen immer wieder klarmachen, dass Ihre eingeschränkte Leistungsfähigkeit auf eine Krankheit zurückgeht und dass Sie dafür nichts können. Stellen Sie gemeinsam Regeln auf, wer für welche Aufgaben verantwortlich ist. So können Sie weiterhin aktiv bleiben, ohne überfordert zu werden. Falls Sie das Gefühl haben, Ihnen wird nichts mehr zugetraut, fordern Sie notfalls Aufgaben deutlich ein.

● Wann es für Sie gefährlich werden könnte

Kritische Punkte sind:

- die Finanzen, weil sowohl eine Verschuldung als auch eine Unterversorgung zu neuen existenziellen Problemen führen können;
- der Straßenverkehr, weil es infolge zunehmender Aufmerksamkeits- und Konzentrationsstörungen zu einer Selbst- und Fremdgefährdung kommen kann;

- eine unregelmäßige Medikamenteneinnahme, weil fehlende Medikamente oder Doppeleinnahme zu einer Verschlechterung des Allgemeinzustandes führen;
- eine schlechte häusliche Organisation, wenn zum Beispiel der Herd anbleibt oder Türen und Fenster beim Verlassen der Wohnung offen bleiben. Sowohl ein Wohnungsbrand als auch ein Wohnungseinbruch würden zu großen neuen Problemen führen.

Bei all diesen Punkten sollten Sie sich Unterstützung holen, entweder:

- durch Experten, wie beim Autofahren, oder
- durch Angehörige, wie bei Finanzen und Medikamenten, oder
- durch Checklisten, wie beim Verlassen der Wohnung.

● Was Sie zulassen sollten

Sie sollten unbedingt etwas Verantwortung abgeben, indem Sie sich nur noch auf die Aufgaben konzentrieren, die Sie wirklich bewältigen können und wollen. Lassen Sie sich unterstützen. So können Sie dem inneren Chaos Stabilität entgegensetzen, zum Beispiel durch Erinnerungsanrufe, durch gemeinsame Arztbesuche et cetera.

● So halten Sie sich fit – was Ihren grauen Zellen hilft

Versuchen Sie so lange wie möglich aktiv zu bleiben. Geben Sie Ihre Hobbys nach Möglichkeit nicht auf. Wenn diese zu kompliziert werden, finden Sie vielleicht andere. Kreatives Arbeiten, Sport, Lesen oder regelmäßige gemeinsame Aktivitäten wie ausgedehnte Spaziergänge oder Essen gehen können deutlich zur positiven Lebensgestaltung beitragen.

Medikamente können Ihren Zustand häufig gut stabilisieren. Wenden Sie sich an einen Experten! Beginnen Sie aber nicht selbstständig eine Therapie mit frei verkäuflichen Medikamenten! In der Regel sind sie teuer, bewirken aber wenig. Überfordern Sie sich nicht. Stress bewirkt, dass das Gehirn eher noch weniger leisten kann.

● Was Angehörige tun sollten

Versuchen Sie, sich in die Situation Ihres demenzkranken Familienmitgliedes hineinzuversetzen. Viele Konflikte lassen sich relativ leicht lösen, wenn Sie Verhaltensweisen wie Defizitverleugnung oder Beschuldigungen als notwendigen Selbstschutz einschätzen. Diskussionen schaffen häufig ungute Gefühle und lassen die Situation manchmal eskalieren. Wenn Sie nicht mehr können, suchen Sie sich ebenfalls Hilfe, zum Beispiel einer Angehörigen-Gesprächsgruppe. Versuchen Sie, die Fähigkeiten demenzkranker Familienmitglieder stärker zu beachten als ihre Defizite. Geben Sie dem Menschen mit Demenz das Gefühl, ein wertvoller Mensch zu sein, der gebraucht wird. Versuchen Sie stets, ihn zu stärken. Seine Schwächen merkt sie oder er ohnehin deutlich.

● Beratung

Sie sollten unbedingt eines der zahlreichen Beratungsangebote, insbesondere der regionalen Alzheimer-Gesellschaften, in Anspruch nehmen. Sie erhalten auf einfachem Wege wichtige Informationen und Kontaktadressen.

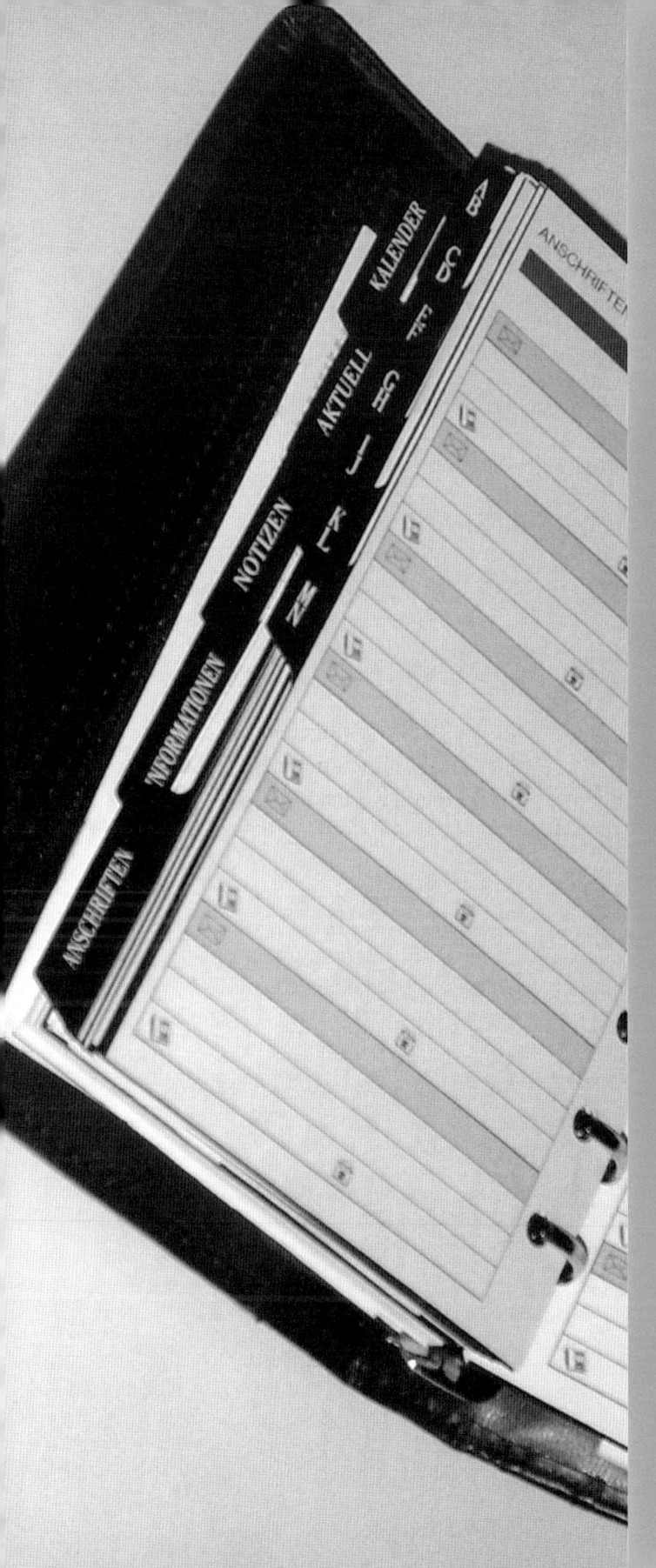

Hilfreiche Adressen, sortiert nach Postleitzahlen

Die nachfolgend aufgeführten Alzheimer-Gesellschaften, Beratungsstellen und sonstigen Anlaufstellen geben Auskunft über Diagnostik- und Therapiemöglichkeiten, Hilfsangebote, Selbsthilfegruppen, Rechtsfragen und was Sie sonst noch in Erfahrung bringen möchten. Die Alzheimer-Gesellschaften informieren Sie gut über alle Demenzformen, nicht nur über die Alzheimer-Demenz.

Diese Auflistung ist bei weitem nicht komplett, informieren Sie sich bei den regionalen Alzheimer-Gesellschaften über Hilfsangebote in ihrer Nähe.

Weitere Informationen erhalten Sie telefonisch über das Alzheimer-Telefon (01803/17 10 17; 9 Cent/Minute) oder im Internet:

www.alzheimerforum.de
www.deutsche-alzheimer.de
www.alzheimer-selbsthilfe-forum.de (Onlinechat, Selbsthilfegruppen)
www.bmg.bund.de

Ebenfalls gut informieren die Websites
www.thema-altenpflege.de
www.pflegezentrum.de
www.pflegestufe.info

Beratungsstellen für Menschen mit Gedächtnisstörungen

PLZ 0   TEL.

Alzheimer-Gesellschaft Dresden e. V. 0351/88 32-221

Alzheimer Angehörigengruppe Plauen e. V. 03741/7 00 90

Deutsche Alzheimer-Gesellschaft
Chemnitz und Umgebung... 0371/909 69 51

PLZ 1

Alzheimer-Gesellschaft Berlin e. V. 030/89 09 43 57

Alzheimer-Angehörigen-Initiative e. V. 030/47 37 89 95

Informationszentrum für demenziell erkrankte
MigrantInnen und ihre Angehörigen, Berlin.. 030/85 62 96 57

Psychosozialer Treffpunkt Mitte – Gruppen für Menschen
mit Gedächtnisstörungen, Berlin 030/25 79 66 97

Alzheimer-Gesellschaft Brandenburg e. V. 0331/740 90 08

Beratungsstelle für Demenzkranke und Angehörige,
Templin.. 03987/20 19 50

Kontakt und Beratungsstelle für Alzheimer-Kranke
und deren Angehörige, Jüterbog... 03372/44 11 46

PLZ 2

Alzheimer-Gesellschaft Lüneburg e. V. 04131/76 66 56

Alzheimer-Gesellschaft Kreis Herzogtum Lauenburg e. V. 04152/83 87 27

Alzheimer-Gesellschaft Cuxland e. V. 04751/30 26

Alzheimer-Gesellschaft Hamburg e. V. 040/68 91 36 25

Alzheimer-Gesellschaft Norderstedt-Segeberg e. V. 040/52 88 38 30

Alzheimer-Gesellschaft Schleswig-Holstein/LV e. V. 040/30 85 79 87

Alzheimer-Gesellschaft Stormarn e. V. 04102/82 22 22

Alzheimer-Gesellschaft Lübeck und Umgebung e. V. 0451/7 07 18 52

Alzheimer-Gesellschaft Ostholstein e. V. 04524/70 69 49

Alzheimer-Gesellschaft Ratzeburg.. 04541/13 35 11

Alzheimer-Gesellschaft Mecklenburg-Vorpommern e. V. 0173/211 73 90

Alzheimer-Gesellschaft Kiel 0431/78 93 67

Alzheimer-Gesellschaft in der Region Schleswig 04621/29 05 95

Alzheimer-Gesellschaft Flensburg und Umgebung............................. 0461/503 26 18

Alzheimer-Gesellschaft Kreis Pinneberg e. V. 04101/55 54 64

Alzheimer-Gesellschaft Nordfriesland e. V. 04671/40 80

Alzheimer-Gesellschaft Oldenburg e. V. 0441/926 69 39

Alzheimer-Gesellschaft Wilhelmshaven-Friesland e. V. 04421/704 43

Alzheimer-Gesellschaft Papenburg/Emsland e. V. 04961/30 30

Alzheimer-Gesellschaft Bremerhaven e. V. 0471/20 78 87

Alzheimer-Gesellschaft Bremen e. V. 0421/244 08 14

✉ PLZ 3

Alzheimer-Gesellschaft Niedersachen e. V. 0511/2 15 74 65

Alzheimer-Gesellschaft Hannover e. V. 0511/726 15 05

Alzheimer-Gesellschaft Kreis Minden-Lübbecke e. V. 0571/974 29 67

Alzheimer-Gesellschaft Paderborn e. V. 05251/14 28 39

Alzheimer Gesellschaft Kreis Gütersloh 05241/709 40 50

Alzheimer-Gesellschaft Bielefeld e. V. 0521/843 47

Alzheimer-Gesellschaft Marburg Biedenkopf e. V. 06421/69 03 93

Alzheimer-Gesellschaft Mittelhessen e. V. 06441/437 42

Alzheimer-Gesellschaft Dill e. V. 02777/66 60

Alzheimer-Gesellschaft Osthessen e. V. 0661/155 01

Alzheimer-Gesellschaft Göttingen e. V. 01805/45 25 65

Alzheimer-Gesellschaft Werra-Meißner e. V. 05651/202 62

Alzheimer-Gesellschaft Region Harz e. V. 05586/80 06 17

Alzheimer-Gesellschaft Braunschweig e. V. 0531/256 57 40

Alzheimer-Gesellschaft Sachsen-Anhalt e. V. 0391/258 90 60

PLZ 4

Landesverband der Alzheimer-Gesellschaften
Nordrhein-Westfalen e. V. 0211/24 08 69 10

Alzheimer-Gesellschaft Düsseldorf-Mettmann e. V. 0211/280 17 59

Alzheimer-Gesellschaft Mönchengladbach e. V. 02166/45 51 02

Alzheimer-Gesellschaft Kreis Neuss e. V./Nordrhein 02131/22 21 10

Alzheimer-Gesellschaft Dortmund e. V. 0231/724 66 11

Alzheimer-Gesellschaft Bochum e. V. 0234/33 77 72

Alzheimer-Gesellschaft Essen e. V. 0201/631 11 33

Alzheimer-Gesellschaft Hattingen und Sprockhövel e. V. 02324/68 56 20

Alzheimer-Gesellschaft Recklinghausen e. V. 02361/10 20 10

Alzheimer-Gesellschaft Duisburg e. V. 0203/309 51 04

Alzheimer-Gesellschaft im Kirschen Kreis Moers e. V. 02841/10 01 45

Alzheimer-Gesellschaft Münster e. V. 0251/78 03 97

Alzheimer-Gesellschaft Kreis Coesfeld e. V. 02594/92 01

Alzheimer Selbsthilfegruppe Osnabrück e. V. 0541/163 96

Alzheimer-Gesellschaft Lohne/Dinklage e. V. 04442/81-0

Alzheimer-Gesellschaft Oldenburger Münsterland 04442/803 08 08

Demenz Info Center, Dülmen 02103/649 54

Alzheimer-Selbsthilfegruppe, Wuppertal 0202/59 28 09

Busch-Stiftung „Seniorenhilfe"
Gruppe für Demenz-Kranke im Anfangsstadium, Solingen 0212/206 08 69

Forum Demenz Duisburg 0203/309 54 44

Fachstelle für an Demenz erkrankte Migrantinnen
und deren Angehörige, Gelsenkirchen 0209/604 83 20

PLZ 5

Alzheimer-Gesellschaft Köln e. V. 0221/802 66 47

Alzheimer-Gesellschaft im Oberbergischen Kreis e. V. 02261/81 55 75

Alzheimer-Gesellschaft Bonn e. V. 0228/386 28 53

Alzheimer-Gesellschaft Euskirchen e. V. 02252/30 44 39

Alzheimer-Gesellschaft Trier e. V. 06501/54 76

Alzheimer-Gesellschaft Siegen e. V. 0271/39 05 21

Alzheimer-Initiative Mainz e. V. 06131/94 33 40

Alzheimer-Gesellschaft Westerwald e. V. 02681/98 37 00

Alzheimer-Gesellschaft im Kreis Warendorf... 02382/40 90

Alzheimer-Gesellschaft im Kreis Soest e. V. 02921/981 05 12

📪 PLZ 6

Alzheimer-Gesellschaft Frankfurt/M. e. V. 069/63 01 51 96

Alzheimer-Gesellschaft Region Offenbach e. V. 069/87 87 65 06

Alzheimer-Gesellschaft Main-Kinzig-Kreis e. V. 06051/851 61 60

Alzheimer-Gesellschaft Kahlgrund e. V. 06024/18 44

Demenzforum Darmstadt e. V. 06151/96 79 96

Alzheimer-Gesellschaft Wiesbaden e. V. 0611/602 98 81

Alzheimer- und Demenzkrankengesellschaft
Rüsselsheim e. V. 06142/21 03 73

Deutsche Alzheimer-Gesellschaft
Landesverband Saarland e. V. 01805/33 63 69

Demenzverein Saarlouis e. V. 06831/4 88 18 14

Initiative Forum Alzheimer e. V. 06831/890 17 32

Alzheimer-Gesellschaft Rheinland-Pfalz e. V. 0621/56 98 60

📪 PLZ 7

Alzheimer-Gesellschaft Baden-Württemberg e. V. 0711/24 84 9660

Alzheimer-Gesellschaft Mittelbaden e. V. 07221/30 21 70

Alzheimer-Beratungsstelle e. V. 0711/20 54-374

Fachberatung Demenz des Rems-Murr-Kreises 07151/501 11 80

Alzheimer Initiative im Landkreis Reutlingen 07121/92 87 36

Arbeitsgruppe Demenz Freiburg 0761/703 13 18

DRK Alzheimer Beratungsstelle 07121/34 53 97 31

✉ PLZ 8

Alzheimer-Gesellschaft München e. V. 089/47 51 85

Alzheimer-Gesellschaft Fünf-Seen-Land e. V. 08158/32 82

Alzheimer-Gesellschaft Pfaffenwinkel e. V. 0881/927 60 91

Alzheimer-Gesellschaft Berchtesgadener Land 08652/97 80 42

Alzheimer-Gesellschaft Ingolstadt e. V. 0841/881 77 32

Alzheimer-Gesellschaft Landkreis Ebersberg e. V. 08092/224 45

Alzheimer-Gesellschaft Landshut e. V. 0871/60 08-462

✉ PLZ 9

Alzheimer-Gesellschaft Mittelfranken e. V. 0911/26 61 26

Deutsche-Alzheimer-Gesellschaft
Landesverband Bayern e. V. 0911/446 67 84

Alzheimer-Gesellschaft Oberpfalz 0941/945 59 37

Alzheimer-Gesellschaft Hof/Wunsiedel e. V. 0171/678 84 55

Alzheimer-Gesellschaft Würzburg Unterfranken e. V. 0931/28 43 57

Alzheimer-Gesellschaft Thüringen e. V. 0361/21 03 15 55

Alzheimer-Gesellschaft Stadt und Landkreis Ansbach e. V. 0981/512 37

Stand: Dezember 2007

Gedächtnisambulanzen

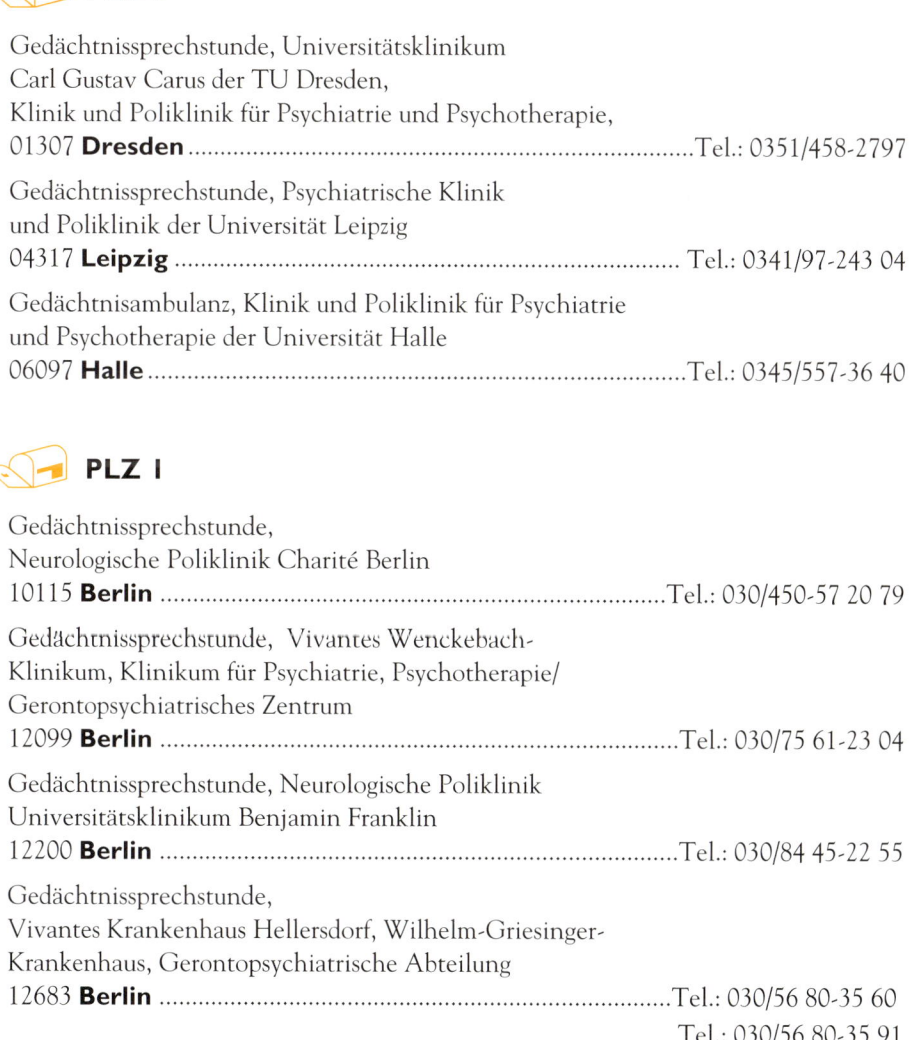 PLZ 0

Gedächtnissprechstunde, Universitätsklinikum
Carl Gustav Carus der TU Dresden,
Klinik und Poliklinik für Psychiatrie und Psychotherapie,
01307 **Dresden** ....Tel.: 0351/458-2797

Gedächtnissprechstunde, Psychiatrische Klinik
und Poliklinik der Universität Leipzig
04317 **Leipzig** .... Tel.: 0341/97-243 04

Gedächtnisambulanz, Klinik und Poliklinik für Psychiatrie
und Psychotherapie der Universität Halle
06097 **Halle**...Tel.: 0345/557-36 40

PLZ 1

Gedächtnissprechstunde,
Neurologische Poliklinik Charité Berlin
10115 **Berlin** ....Tel.: 030/450-57 20 79

Gedächtnissprechstunde, Vivantes Wenckebach-
Klinikum, Klinikum für Psychiatrie, Psychotherapie/
Gerontopsychiatrisches Zentrum
12099 **Berlin** ....Tel.: 030/75 61-23 04

Gedächtnissprechstunde, Neurologische Poliklinik
Universitätsklinikum Benjamin Franklin
12200 **Berlin** ....Tel.: 030/84 45-22 55

Gedächtnissprechstunde,
Vivantes Krankenhaus Hellersdorf, Wilhelm-Griesinger-
Krankenhaus, Gerontopsychiatrische Abteilung
12683 **Berlin** ....Tel.: 030/56 80-35 60
Tel.: 030/56 80-35 91

Gedächtnissprechstunde, St. Joseph-Krankenhaus
Berlin-Weißensee, Fachklinik für Neurologie und Psychiatrie,
Gerontopsychiatrisches Zentrum
13088 **Berlin-Weißensee** ....Tel.: 030/927 90-257
Tel.: 030/927 90-470

Gedächtnissprechstunde,
Evangelisches Geriatriezentrum Berlin (EGZB)
13347 **Berlin-Wedding** ....Tel.: 030/45 94-19 75

Gedächtnissprechstunde,
Klinik und Hochschulambulanz für Psychiatrie und
Psychotherapie, Charité – Universitätsmedizin Berlin,
Campus Benjamin Franklin
14050 **Berlin** ....Tel.: 030/84 45-83 10

Gedächtnissprechstunde, Landesklinik Brandenburg
14772 **Brandenburg an der Havel** ....Tel.: 03381/78-22 01

Gedächtnissprechstunde, Landesklinik Eberswalde,
Gerontopsychiatrisches Zentrum
16225 **Eberswalde** ....Tel.: 03334/53-367
Tel.: 03334/53-248

Gedächtnissprechstunde, Klinik und Poliklinik für Psychiatrie
und Psychotherapie am Zentrum für Nervenheilkunde
18147 **Rostock**..Tel.: 0381/494-96 89

Gedächtnissprechstunde, Kreiskrankenhaus Prignitz
19348 **Perleberg**..Tel.: 03876/30 32 01

PLZ 2

Gedächtnissprechstunde, Klinik für Psychiatrie
und Psychotherapie der Universität Hamburg,
Ambulanz in der Poliklinik
20246 **Hamburg**..Tel.: 040/428 03-32 20
Tel.: 040/428 03-22 28

Gedächtnissprechstunde,
Neurologisch-psychiatrische Schwerpunktpraxis
20354 **Hamburg** ....Tel.: 040/30 70 89 88

Gedächtnissprechstunde, AKH Harburg,
Abteilung für Psychiatrie und Psychotherapie, Memory Klinik
21075 **Hamburg**..Tel.: 040/79 21-32 43

Gedächtnissprechstunde, Institutsambulanz
der Psychiatrischen Klinik Häcklingen/Uelzen
21335 **Lüneburg** ....Tel.: 04131/70 08-85

Gedächtnissprechstunde, Klinikum Nord-Ochsenzoll,
Abteilung für Geriatrie
22419 **Hamburg** ....Tel.: 040/52 71-23 37
Tel.: 040/52 71-24 04

Gedächtnissprechstunde, Albertinen-Haus –
Zentrum für Geriatrie Memory-Clinic
22459 **Hamburg** ....Tel.: 040/55 81-18 52
Tel.: 040/55 88-29 04

Memory-Sprechstunde, Senioren-Residenz Godenblick
23714 **Malente** ....Tel.: 04523/996-600

Memory-Sprechstunde, H.-G. Creutzfeldt Institut
24105 **Kiel** ....Tel.: 0431/567-350

Gedächtnissprechstunde, Klinik für Psychiatrie
und Psychotherapie der Christian-Albrechts Universität Kiel
24105 **Kiel** ....Tel.: 0431/597-25 85
Tel.: 0431/597-26 81

Gedächtnissprechstunde, Ambulanz der
Gerontopsychiatrischen Tagesklinik Diakoniewerk Kropp
24848 **Kropp** ....Tel.: 04624/801-150

Memory-Sprechstunde, FA für Nervenheilkunde,
Psychiatrie und Psychotherapie
27472 **Cuxhaven** ....Tel.: 04721/340 18
Tel.: 04721/340 19

Memory-Clinic-Bremerhaven,
Neurologische Abteilung des ZKH Reinkenheide
27574 **Bremerhaven** ....Tel.: 0471/299-27 43

Gedächtnissprechstunde,
Institutsambulanz der Psychiatrischen Klinik Häcklingen/Uelzen
29525 **Uelzen** ....Tel.: 0581/97 65 40

PLZ 3

Gedächtnissprechstunde, Henriettenstiftung Hannover
30171 **Hannover** ....Tel.: 0511/289-34 87
Tel.: 0511/289-33 50

Memory-Clinic, Eggeland-Klinik, Kur- und Rehabilitations-
zentrum mit Abteilung für Geriatrische Rehabilitation
33014 **Bad Driburg** ....Tel.: 05253/986-0

Gedächtnisambulanz,
Gerontopsychiatrische Ambulanz des Westfälisches Zentrum
für Psychiatrie und Psychotherapie Paderborn
33098 **Paderborn** ....Tel.: 05251/160 92 10

Gedächtnisambulanz,
Bielefelder Gedächtnisambulanz Universität Bielefeld
33501 **Bielefeld** ....Tel.: 0521/106-35 21

Gedächtnisambulanz an der Klinik für Psychiatrie
und Psychotherapie Gießen
35394 **Gießen** ....Tel.: 0641/403-414

Gedächtnissprechstunde, Ambulanz am Zentrum
für Psychiatrie der Justus-Liebig-Universität Gießen
35385 **Gießen** ....Tel.: 0641/99-457 24

Gedächtnisambulanz, Klinik für Psychiatrie
und Psychotherapie, Georg-August-Universität Göttingen
37075 **Göttingen** ....Tel.: 0551/39-142 58
Tel.: 0551/39-84 84

Gedächtnissprechstunde, Klinik für Neurologie der
Otto-von-Guericke-Universität Magdeburg
39120 **Magdeburg** ....Tel.: 0391/67-142 06
Tel.: 0391/67-142 45
Tel.: 0391/67-150 31

PLZ 4

Gedächtnissprechstunde,
Schwerpunktpraxis Hirnleistungsstörungen
40211 **Düsseldorf** ....Tel.: 0211/169 10 40

Demenzsprechstunde für psychiatrische Störungen im Alter,
Psychiatrische Klinik und Poliklinik
der Heinrich-Heine-Universität Düsseldorf
40629 **Düsseldorf** ....Tel.: 0211/922-42 01

Gedächtnissprechstunde,
Fliedner Krankenhaus Bereich Gerontopsychiatrie
40885 **Ratingen** ....Tel.: 02102/303-381
Tel.: 02102/303-381

Alzheimersprechstunde,
Westfälisches Zentrum für Psychiatrie
44791 **Bochum** ....Tel.: 0234/50 77-101

Gedächtnissprechstunde und Beratung,
DRK Gesellschaft für Beratung und Betreuung mbH
44795 **Bochum-Weitmar** ....Tel.: 0234/94 45-145

Gedächtnissprechstunde, Neurologische Uniklinik
44892 **Bochum** ....Tel.: 0234/299-37 00

Gedächtnissprechstunde,
Kompetenzzentrum für Gerontopsychiatrie der Klinik für
Psychiatrie und Psychotherapie der Universität Duisburg-Essen
45147 **Essen** ....Tel.: 0201/87 07-0

Memory Clinic Essen des Elisabeth-Krankenhauses,
Geriatriezentrum Haus Berge
45356 **Essen** ....Tel.: 0201/63 11-133

Gedächtnissprechstunde der Gerontopsychiatrischen
Ambulanz des Westfälischen Zentrums Herten, Psychiatrie,
Psychotherapie und Psychosomatik
45699 **Herten** ....Tel.: 02366/802-0
                                                            Tel.: 02366/802-319

Gedächtnissprechstunde, Gesundheitsamt der Stadt Bottrop
46236 **Bottrop**..Tel.: 02041/70-37 73
                                                            Tel.: 02041/70-35 00

Memory-Clinic der Westfälischen Klinik Münster,
Abteilung Gerontopsychiatrie
48147 **Münster** ....Tel.: 0251/591-52 69
                                                            Tel.: 0251/591-52 68

Gedächtnisambulanz Gerontopsychiatrisches
Zentrum Münster, Clemens-Wallrath-Haus
48151 **Münster** ....Tel.: 0251/52 02-0

Gedächtnisambulanz Klinikum Osnabrück GmbH,
Neurologische Ambulanz
49076 **Osnabrück** ....Tel.: 0541/405-0
                                                            Tel.: 0541/405-65 01

PLZ 5

Gedächtnisambulanz
Max-Planck-Institut für neurologische Forschung Köln
50931 **Köln-Lindenthal**..Tel.: 0221/47 26-313

Gedächtnissprechstunde im Gerontopsychiatrischen Zentrum
Köln-Mülheim der Rheinischen Kliniken Köln
51063 **Köln-Mülheim** ....Tel.: 0221/60 60 85-02

Gedächtnissprechstunde in der gerontopsychiatrischen
Fachambulanz der Rheinischen Kliniken Köln
51109 **Köln-Merheim**..Tel.: 0221/89 93-201

Gedächtnissprechstunde in der Institutsambulanz
des Alexianer-Krankenhauses Köln, Klinik für Psychiatrie,
Psychotherapie und Neurologie, Demenz-Servicezentrum
für die Region Köln und das südliche Rheinland
51149 **Köln** ....Tel.: 01803/880 01 00 00

Gedächtnisambulanz Universitätsklinikum der
RWTH Aachen, Neurologische Klinik,
Spezialsprechstunden in der Neuropsychologie
52074 **Aachen**...Tel.: 0241/80-884 26

Spezialsprechstunden der Poliklinik Psychiatrie
und Psychotherapie, Universitätsklinikum der RWTH
Aachen Poliklinik
52074 **Aachen**...Tel.: 0241/80-896 38
Tel.: 0241/80-89 508
Tel.: 0241/80-895 16

Gedächtnisambulanz des Diagnostik- und Behandlungs-
zentrums für Gedächtniserkrankungen im Alter (DBGA),
Klinik und Poliklinik für Psychiatrie und Psychotherapie,
Rheinische-Friedrich-Wilhelms-Universität
53105 **Bonn**..Tel.: 0228/287-63 67

Memory Clinic Gerontopsychiatrisches Zentrum Bonn,
Rheinische Kliniken Bonn
53111 **Bonn**..Tel.: 0228/551-25 67

Gedächtnissprechstunde Paritätische Tagesklinik
und Instituts-Ambulanz für Psychiatrie und Psychotherapie
55128 **Mainz** ....Tel.: 06131/78 96-0

Gedächtnissprechstunde, Psychiatrische Klinik und Poliklinik
der Johannes-Gutenberg-Universität Mainz
55131 **Mainz** ....Tel.: 06131/17-73 40

Gedächtnissprechstunde, Ambulanz der Psychiatrie
des Siegener Kreiskrankenhauses
57076 **Siegen** ....Tel.: 0271/705-19 01

Gedächtnissprechstunde, Stadtkrankenhaus Soest,
Abteilung Geriatrie
59494 **Soest** ....Tel.: 02921/901-205

Gedächtnisambulanz, Westfälische Klinik Lippstadt,
Abteilung für Gerontopsychiatrie
59556 **Lippstadt** ....Tel.: 02945/981-10 30

Memory-Clinic, Klinik am Stein,
Geriatrisches Zentrum Olsberg
59939 **Olsberg** ....Tel.: 02962/808-100

PLZ 6

Gedächtnissprechstunde, Klinik für Psychiatrie
und Psychotherapie, Johann Wolfgang Goethe Universität
Frankfurt am Main
60528 **Frankfurt** ....Tel.: 069/63 01-59 96

Spezialsprechstunde für Kognitive Neurologie und Demenz,
Universitätsklinik für Neurologie
60528 **Frankfurt am Main** ....Tel. 069/6301-74 68

Gedächtnisambulanz,
Zentrum für soziale Psychiatrie Bergstraße
64646 **Heppenheim**..Tel.: 06252/16-1
Tel.: 06252/16-383

Gedächtnissprechstunde, Zentrum für Soziale Psychiatrie,
Rheinblick-Klinik Rheinhöhe, Institutsambulanz für Erwachsene
65195 **Wiesbaden** ....Tel.: 0611/18 14 23

Memory-Clinic Asklepios Paulinen Klinik,
Zentrum für internistische und geriatrische Medizin [ZIGM],
Fachbereich Memory Clinic
65197 **Wiesbaden**..Tel.: 0611/847-28 01

Gedächtnissprechstunde, Neurozentrum Hochheim,
Privates Institut für Hirnfunktionsanalyse
und Begutachtungsfragen
65239 **Hochheim am Main** ....Tel.: 06146/83 58 58

Gedächtnisklinik Otto-Fricke-Krankenhaus,
Fachklinik für Geriatrie und Orthopädie
65307 **Bad Schwalbach** ....Tel.: 06124/506-408
Tel.: 06124/506-412

Gedächtnissprechstunde Saarland Heilstätten GmbH
Geriatrie Sonnenberg
66110 **Saarbrücken** ....Tel.: 0681/889-22 01

Gedächtnissprechstunde, Universitätskliniken des Saarlandes
Nervenklinik und Poliklinik, Psychiatrie und Psychotherapie
66421 **Homburg/Saar** ....Tel.: 06841/16-242 10
Tel. 06841/16-241 69

Gedächtnissprechstunde, Krankenhaus Zum Guten Hirten
67071 **Ludwigshafen am Rhein** ....Tel.: 0621/68 19-0

Gedächtnissprechstunde, Klinik Sonnenwende
67098 **Bad Dürkheim** ....Tel.: 06322/794-213

Gedächtnissprechstunde, Westpfalz-Klinikum GmbH
Neurologische Klinik
67655 **Kaiserslautern** ....Tel.: 0631/203-17 92

Gedächtnissprechstunde, Medizinisches Zentrum Glanblick
67749 **Offenbach-Hundheim** ....Tel.: 06382/92 14-0

Gedächtnisambulanz am Zentralinstitut
für Seelische Gesundheit
68159 **Mannheim** ....Tel.: 0621/17 03-33 06
Tel.: 0621/17 03-33 01
Tel.: 0621/17 03-33 03

Gedächtnisambulanz, Psychiatrische Universitätsklinik
69115 **Heidelberg** ....Tel.: 06221/56-44 31
Tel.: 06221/56-44 46

PLZ 7

Alzheimer Initiative, Evangelische Gesellschaft Stuttgart e. V.,
Alzheimer Beratungsstelle, Angehörigengruppe
70174 **Stuttgart** ....Tel.: 0711/20 54-374

Memory-Klinik, Tagesklinik, Klinik für Psychiatrie und
Psychotherapie im Bürgerhospital Stuttgart
70191 **Stuttgart** ....Tel.: 0711/253-29 74
Tel.: 0711/253-28 52
Tel.: 0711/253-00

Memory-Ambulanz, Klinik für Geriatrische Rehabilitation
am Robert-Bosch-Krankenhaus Stuttgart
70376 **Stuttgart** ....Tel.: 0711/81 01-31 58

Gedächnissprechstunde/Memory-Clinic der
Universitätsklinik für Psychiatrie und Psychotherapie
72074 **Tübingen** ....Tel.: 07071/29-871 26

SOFA Sozialpsychiatrischer Dienst für alte Menschen
72622 **Nürtingen** ....Tel.: 07022/78 58 30

DemenzZentrum der Enzkreis-Kliniken
75305 **Neuenbürg** ....Tel.: 07082/49 14-0

Gedächtnissprechstunde, Städtisches Klinikum,
Klinik für Psychiatrie und Psychotherapie
76133 **Karlsruhe** ....Tel.: 0721/974-37 10

Gedächtnissprechstunde, Neurologische Abteilung
am Klinikum Karlsbad-Langensteinbach
76307 **Karlsbad** ....Tel.: 07202/61-33 69
Tel.: 07202/61-34 08

Gedächtnissprechstunde, Rehaklinik Klausenbach
77787 **Nordrach** ....Tel.: 07838/82-0
Tel.: 07838/82-250

Gedächtnissprechstunde, Kliniken Schmieder Memoryklinik
78473 **Allensbach** ....Tel.: 07533/808-11 05

Gedächtnissprechstunde,
Zentrum für Psychiatrie Reichenau (ZPR)
78479 **Reichenau** ....Tel.: 07531/977-0
Tel.: 07531/977-424

Neurogeriatrie- und Memory-Ambulanz,
Zentrum für Geriatrie und Gerontologie Freiburg
79106 **Freiburg** ....Tel.: 0761/270-70 98
Tel.: 0761/270-70 77

Gedächtnissprechstunde, Memory Praxis Hochrhein
79761 **Waldshut-Tiengen** ....Tel.: 07751/70 00 36

PLZ 8

Gedächtnissprechstunde, Psychiatrische Klinik
der Ludwig-Maximilians-Universität München,
Psychiatrische Klinik Station
80336 **München** ....Tel.: 089/51 60-58 20
Tel.: 089/51 60-58 24

Gedächtnisambulanz,
Max-Planck-Institut für Psychiatrie München
80804 **München** ....Tel.: 089/306 22-379
Tel.: 089/306 22-368

Gedächtnissprechstunde, Neurologische Klinik und
Poliklinik der Ludwig-Maximilians-Universität
81366 **München** ....Tel.: 089/70 95-36 90
Tel.: 089/70 95-48 21

Gedächtnissprechstunde/Alzheimer-Zentrum,
Psychiatrische Klinik der Technischen Universität München
81675 **München** ....Tel.: 089/41 40-42 75
Tel.: 089/41 40-42 79

Geriatrische Ambulanz, Städtisches Krankenhaus Neuperlach
81737 **München** ....Tel.: 089/67 94-22 84

Memory-Klinik, Alzheimer Therapiezentrum der
Neurologischen Klinik Bad Aibling
83043 **Bad Aibling** ....Tel.: 08061/38 79-0

Gedächtnissprechstunde, BKH Gabersee
83512 **Wasserburg** ....Tel.: 08071/71-347

Gedächtnisambulanz am Bezirkskrankenhaus Taufkirchen (Vils)
84416 **Taufkirchen (Vils)** ....Tel.: 08084/934-407
Tel.: 08084/934-212

Gedächtnissprechstunde in
der Psychiatrischen Institutsambulanz
85049 **Ingolstadt** ....Tel.: 0841/93 39-800

Gedächtnissprechstunde, Klinikum Ingolstadt,
Memory-Klinik
85049 **Ingolstadt** ....Tel.: 0841/880-22 05

Gedächtnissprechstunde, Klinik für Psychiatrie, Psychotherapie,
Psychosomatik im Bezirkskrankenhaus Augsburg
86156 **Augsburg** ....Tel.: 0821/48 03-115
Tel.: 0821/48 03-126

Memory-Klinik der Hessing-Stiftung,
Geriatrische Rehabilitationsklinik
86199 **Augsburg**..Tel.: 0821/909-424

Gedächtnissprechstunde, Caritasverband
Neuburg-Schrobenhausen, Sozialpsychiatrischer Dienst,
Geriatriezentrum Neuburg
86633 **Neuburg an der Donau**......................................Tel.: 08431/458 99

Gedächtnissprechstunde, Zentrum für Psychiatrie
„Die Weissenau", Gerontopsychiatrische Ambulanz
88214 **Ravensburg**..Tel.: 0751/76 01- 0
Tel.: 0751/76 01- 24 04

Gerontopsychiatrische Ambulanz,
Zentrum für Psychiatrie „Münsterklinik Zwiefalten"
88529 **Zwiefalten**...Tel.: 07373/10-0
Tel.: 07373/10-32 16

Gedächtnissprechstunde,
Poliklinik für Neurologie der Universität Ulm
89075 **Ulm**...Tel.: 0731/500-245 64
Tel.: 0731/500-214 34

PLZ 9

Gedächtnissprechstunde, Klinik für Psychiatrie und
Psychotherapie am Klinikum Nürnberg-Nord
90419 **Nürnberg** ....Tel. 0911/398-39 43

Gedächtnis-Zentrum, Universität Erlangen-Nürnberg/
Klinikum am Europakanal
91052 **Erlangen** ....Tel.: 09131/85-225 19

Gedächtnissprechstunde, Klinik mit Poliklinik für Psychiatrie
und Psychotherapie der Universität Erlangen-Nürnberg
91054 **Erlangen** ....Tel.: 09131/85-345 97

Demenzsprechstunde, Neurologische Klinik und Poliklinik,
Kopfklinikum der Universität Erlangen
91054 **Erlangen** ....Tel.: 09131/85-344 55

Gedächtnissprechstunde, BKH Ansbach
91522 **Ansbach**...Tel.: 0981/46 53-0

Gedächtnissprechstunde, Bezirksklinikum Regensburg
93053 **Regensburg**...Tel.: 0941/941-12 00
Tel.: 0941/941-0

131

Gedächtnissprechstunde, Asklepios Klinik Schaufling
94571 **Schaufling**..Tel.: 09904/77-24 00
Tel.: 09904/77-21 00

Gedächtnissprechstunde, Klinikum Bayreuth,
Geriatrische Tagesklinik
95445 **Bayreuth**..Tel.: 0921/400-12 60
Tel.: 0921/400-12 68
Tel.: 0921/400-12 62

Gedächtnissprechstunde,
Alzheimer Therapiezentrum im Klinikum Staffelstein
96231 **Bad Staffelstein**..Tel.: 09573/56-364

Gedächtnissprechstunde und Beratung,
Psychiatrische Universitätsklinik Würzburg
97080 **Würzburg** ....Tel.: 0931/203-290

Gedächtnissprechstunde, Praxisgemeinschaft
99084 **Erfurt**...Tel.: 0361/566 09 24

Gedächtnissprechstunde, Geriatrische Klinik und Tagesklinik
99089 **Erfurt** ....T: 0361/781-28 50

Stand: Dezember 2007

Weiterführende Literatur

Ratgeber für Sozialleistungen

Bundesministerium für Justiz (Hrsg.): Betreuungsrecht mit ausführlichen Infos zur Vorsorgevollmacht, 16. Auflage 2005 (BMJ Referat Presse- und Öffentlichkeitsarbeit, 11015 Berlin. Telefonische Bestellung: 01805/77 80 90 (14 Cent/Min.))

Bundesministerium für Gesundheit (Hrsgs): Pflegeversicherung Stand 2006 (Referat Öffentlichkeitsarbeit. Telefonische Bestellung: 01805/77 80 90 (14 Cent/Min.))

Die Broschüren „Pflegeversicherung" und „Pflegen zuhause" können hier bestellt werden:

— telefonisch unter der Nummer: 0180/52 78 52 71 (12 Cent/Min. aus dem deutschen Festnetz)
— Schreibtelefon für Gehörlose und Hörgeschädigte: 01805/99 66 07 (12 Cent/Min. aus dem deutschen Festnetz)
— oder per Fax: 0180/52 78 52 72 (12 Cent/Min. aus dem deutschen Festnetz), oder
— schriftlich: Bundesministerium für Gesundheit, Referat Öffentlichkeitsarbeit, 10117 Berlin
— per E-Mail: info@bmg.bund.de
— über das Internet: www.bmg.bund.de

Ratgeber zu fortgeschrittenen Stadien

Buijssen, Huub (2003): *Demenz und Alzheimer verstehen - mit Betroffenen leben. Ein praktischer Ratgeber*, Weinheim: Beltz Verlag

Gatterer, G./Croy, A. (2005): *Leben mit Demenz. Praxisbezogener Ratgeber für Pflege und Betreuung*, Wien: Springer

Erfahrungsberichte von Menschen mit Demenz

McGowin, D. F. (1993): *Living in the Labyrinth: A Personal Journey Through the Maze of Alzheimer's Disease*, New York: A Delta Book

Rose, L. (1996). *Ich habe Alzheimer. Ein Bericht*, Freiburg: Verlag Herder

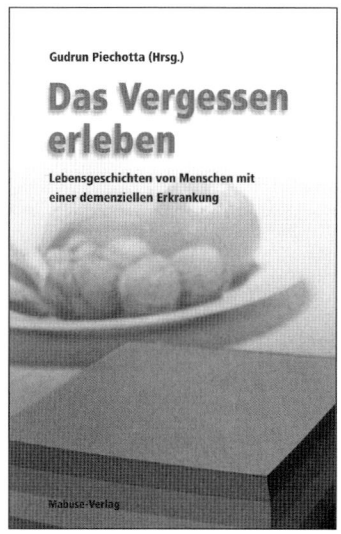

Gudrun Piechotta (Hrsg.)

Das Vergessen erleben

Lebensgeschichten von Menschen
mit einer demenziellen Erkrankung

248 Seiten
19,80 Euro
ISBN: 978-3-938304-70-9

Was emfinden Menschen, deren Erinnerung und Orientierung
langsam verloren gehen? Dieses Buch gibt denjenigen eine Stimme,
die den beginnenden Demenzprozess am eigenen Leib erleben.

Eindrucksvoll beschreiben die AutorInnen ihre Wahrnehmung der
Krankheit und die damit einhergehenden Belastungen, Gefühle und
Wünsche. Mit großer Offenheit schildern sie – und zum Teil ihre An-
gehörigen –, wie es sich anfühlt, wenn sie zum Beispiel Menschen,
Straßen und Häuser nicht mehr erkennen, Alltagsgegenstände nicht
mehr finden oder Gesprächen nicht mehr folgen können.

„Die größte Belastung an der Alzheimer-Krankheit, das sind die Ängste."

*„Eine Zeitung zum Beispiel so zusammennehmen, furchtbar. Oder anziehen,
eine Jacke anziehen. Meistens steige ich da rein. Und dann ist der Reißver-
schluss nach hinten. Da ist doch oft, dass meine Frau helfen muss."*

*„Wenn ich Wünsche frei hätte? Ich würde mir eine Person meines Vertrauens
wünschen, die neben mir steht, unsichtbar, die mich leitet, die mich in Schutz
nimmt."*

Mabuse-Verlag
Postfach 900647 b • 60446 Frankfurt am Main
Tel.: 069 - 70 79 96-16 • Fax: 069 - 70 41 52
info@mabuse-verlag.de • www.mabuse-verlag.de

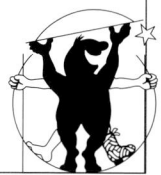

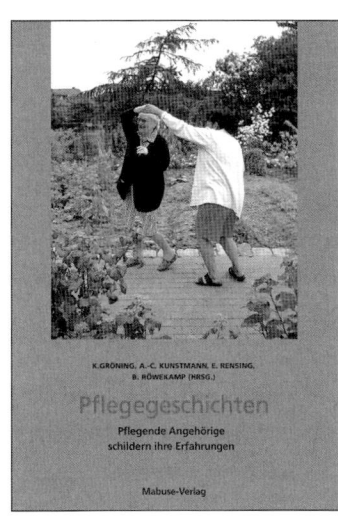
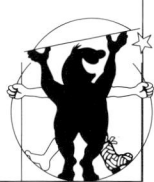

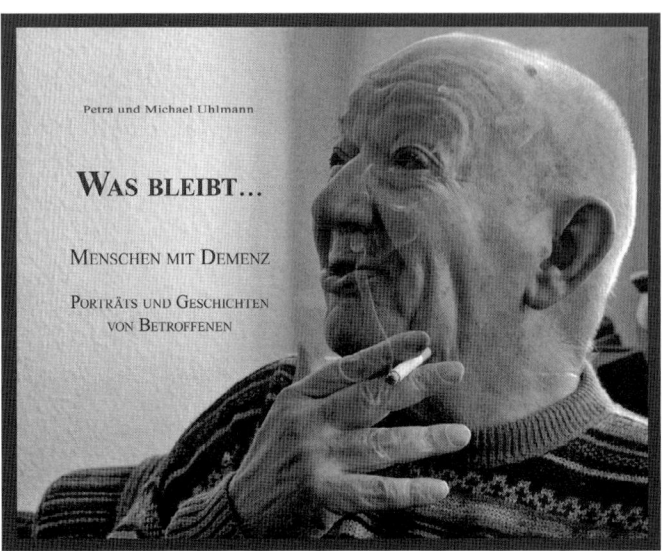

Petra und Michael Uhlmann

Was bleibt ...

Menschen mit Demenz. Porträts und Geschichten von Betroffenen

103 Seiten, über 100 großformatige Schwarz-Weiß- und Farbfotografien, gebunden, 24,90 Euro, ISBN: 978-3-938304-62-4

„Die Fotos und kurzen Texte zeichnen ein berührendes Bild von dem, ‚was bleibt' ... Sie sind weniger Zeugnisse einer Erkrankung, sondern vieler Lebensgeschichten." (Pflegezeitschrift)

„Das Buch vermittelt ein Bild von Demenz, das nicht an den Defiziten und Verlusten ansetzt, sondern die Betroffenen als Menschen mit individueller Geschichte darstellt." (Heilberufe)

„Wunderschöne Porträts und fast schon poetische Texte." (Rheinischer Merkur)

Mabuse-Verlag

Postfach 900647 b • 60446 Frankfurt am Main
Tel.: 069 - 70 79 96-16 • Fax: 069 - 70 41 52
info@mabuse-verlag.de • www.mabuse-verlag.de

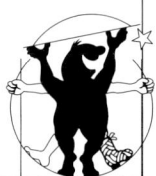